生活饮用水卫生监督（案例版）

主 编 尹立红 刘 冉

U0380346

东南大学出版社
SOUTHEAST UNIVERSITY PRESS

·南京·

图书在版编目(CIP)数据

生活饮用水卫生监督：案例版 / 尹立红，刘冉主编
. — 南京：东南大学出版社，2023.12
　ISBN　978-7-5766-0978-3

　Ⅰ．①生… 　Ⅱ．①尹… ②刘… 　Ⅲ．①饮用水—卫生
管理—案例　Ⅳ．R123.1

　中国国家版本馆 CIP 数据核字(2023)第 223281 号

责任编辑:郭　吉　　责任校对:李成思　　封面设计:王　玥　　责任印制:周荣虎

生活饮用水卫生监督(案例版)

Shenghuo Yinyongshui Weisheng Jiandu(Anli Ban)

主　　编	尹立红　刘　冉	
出版发行	东南大学出版社	
出 版 人	白云飞	
社　　址	南京市四牌楼 2 号	
网　　址	http://www.seupress.com	
经　　销	全国各地新华书店	
印　　刷	广东虎彩云印刷有限公司	
开　　本	700mm×1000mm　1/16	
印　　张	8.25	
字　　数	170 千字	
版　　次	2023 年 12 月第 1 版	
印　　次	2023 年 12 月第 1 次印刷	
书　　号	ISBN　978-7-5766-0978-3	
定　　价	50.00 元	

本社图书若有印装质量问题,请直接与营销部联系,电话:025-83791830。

编委会

前 言 Preface

　　生活饮用水卫生安全是保障人民群众身体健康的基本要求，不断提升饮用水质量是提高民生福祉的重要体现。习近平总书记高度重视保障人民群众用水安全，为全面建设社会主义现代化国家、全面推进中华民族伟大复兴提供有力的水安全保障提出了一系列重要论述。水安全是国家安全的重要组成部分，我国的卫生监督事业已迈进高质量发展的新时代，对饮用水卫生监督工作提出了更高要求。新中国成立后，我国饮用水卫生监督队伍从无到有，逐步壮大，为有效控制介水传染病、预防有毒有害因素的健康危害以及完善我国的饮用水卫生标准等都做出了重要贡献。当今，饮用水安全风险点更趋复杂，对卫生监督人员的专业知识、法律法规的准确应用、监督过程中风险点的精准识别等都有更高的要求。

　　本教材编写团队结合我国饮用水卫生监督人员岗位核心胜任力提升的需求，精心选编了20余个有代表性的案例，案例涉及集中式供水、二次供水、涉水产品卫生监督管理等实际工作中常见场景；此外，教材还安排了饮用水卫生监督采样及现场快速检测技术，以及饮用水卫生监督执法文书的撰写相关专属章节，便于使用者对饮用水卫生监督全过程的学习及实践。本教材是适用于饮用水卫生监督人员、疾控人员、大专院校师生等专业人群的学习参考书，可作为饮用水卫生监督人员实训教材。

　　感谢编写团队成员的精诚合作，感谢在教材编写过程中给予悉心指导和帮助的各位专家！

目 录 Contents

第一篇

集中式供水单位的卫生监督管理

案例一

某小学自建集中式供水设施无卫生许可证案

【案情介绍】

2012年6月5日,某市卫计委卫生行政执法人员接到该市某镇中心小学报告,在过去的一周该小学陆续有3～4例小学生腹泻、腹痛。为此,相关执法人员在该市疾病预防控制中心抽取末梢水水样检测结果报告单。报告单显示,采样时间为2012年5月16日,生产单位显示为该市A自来水公司(以下简称"A公司"),检测结果显示菌落总数、总大肠菌群、耐热大肠菌群、大肠埃希氏菌四项指标不符合《生活饮用水卫生标准》(GB 5749—2006)的规定。

6月12日,某市卫计委将检验结果告知当事人并对A公司依法进行立案调查。2012年6月14日,市卫计委在该镇政府采集末梢水一份,经市疾病预防控制中心检测显示菌落总数、总大肠菌群、耐热大肠菌群、大肠埃希氏菌四项指标不符合《生活饮用水卫生标准》(GB 5749—2006)的规定。

【案件评析】

1. 发现问题

在随后开展的调查中,卫生执法人员查明,该镇的居民生活用水是由镇内一供水厂(以下简称"A公司")提供,时间始于2003年。但自2011年10月11日起A公司由于水费问题停止向该中心小学供应生活饮用水,其间偶尔有短暂恢复。2012年3月1日,该中心小学自建集中式供水设施。

2. 调查取证

卫生执法人员当日检查,发现该集中式供水设施正在生产供应生活饮用水。经询问得知在A公司停止供水期间,该镇区域的供水均由自建水厂自行生产供应。

调查证实2012年5月16日市疾病预防控制中心采集的末梢水及2012年

6月14日末梢水均由自建水厂生产供应，便对A公司不予行政处罚后结案，对该小学自建水厂进行立案调查。

本案的主要证据有：非产品样品采样记录、市疾病预防控制中心出具的检测结果报告单、检验结果告知书，用于证明采样的经过及当事单位供应不合格生活饮用水的违法事实；关于某镇供水问题的说明、现场笔录、询问笔录，确认当事单位的生产供应能力及持证情况、供水范围和对象、消毒制度落实情况等内容；依法取得个人独资企业营业执照复印件、投资人身份证复印件，用以证明当事人的主体资格。

3. 法条依据

《生活饮用水卫生监督管理办法》第二十六条，供水单位未取得卫生许可证而擅自供水的，供水单位供应的饮用水不符合国家规定的生活饮用水卫生标准的，县级以上地方人民政府卫生行政部门应当责令限期改进，并可处以20元以上5 000元以下的罚款。

4. 自由裁量

卫生行政执法人员认为：该小学自建水厂未取得集中式供水单位卫生许可证，供应的水质不符合国家卫生标准，违反了《生活饮用水卫生监督管理办法》（简称《办法》）第六条（供水单位供应的饮用水必须符合国家生活饮用水卫生标准）以及第七条（集中式供水单位必须取得县级以上地方人民政府卫生行政部门签发的卫生许可证）的规定，应依法进行立案查处，依据《办法》第二十六条第三项、第四项的规定，合并对当事单位给予罚款人民币8 000元的行政处罚，并责令其限期整改。行政处罚经事先告知、送达等程序后，当事单位逾期未提起行政复议和行政诉讼也未缴纳罚款，某市卫计委依法进行催告、申请法院强制执行，2012年12月6日执行全部罚款人民币8 000元，本案结案。

【思考建议】

1. 该案在确认违法主体时准确无误。

本案中该市卫计委最先是对A公司受理立案。在调查中，A公司辩称：2012年5月至6月期间由于水费问题并未向该中心小学供水，并提供有关说明材料。卫生行政执法人员对A公司调查时发现其正在生产供应生活饮用水，经询问A公司负责人得知在A公司停止供水期间，该镇区域的供水均由该校自建水厂生产供应。故市卫计委确认供应不符合国家卫生标准的饮用水的违法主体为该小学自建水厂,对 A 公司不予行政处罚。

2. 该案法律适用正确,适用行政处罚裁量权,提高了行政管理效率。

本案在适用处罚条款时没有采用《中华人民共和国传染病防治法》的有关条款。一是因为《办法》中有关规定完全适用案件处理的各个环节;二是因为当事人的行为尚未造成传染病的流行或暴发。

检查期间,水质微生物指标中菌落总数、总大肠菌群、耐热大肠菌群、大肠埃希氏菌四项指标不合格。依据《办法》第二十六条、省卫计委《省卫生计生行政处罚裁量权基准(试行)》和《省卫生计生行政处罚裁量权办法(试行)》相关规定,市卫计委对当事单位未取得卫生许可证擅自供水的行为给予罚款 4 000 元整的行政处罚,对当事单位供应的生活饮用水不符合国家卫生标准的行为给予罚款 4 000 元整的行政处罚,合并给予当事单位罚款 8 000 元整的行政处罚,并责令限期整改。当事单位积极配合调查,如实陈述违法情况,努力争取政府支持和申请办理卫生许可证,大大提高了行政管理效率。

3. 该案及时追踪,加强协调,尽快解决了居民用水问题。

该市卫计委在给予当事单位行政处罚的同时,也责令当事单位停止无证生产生活饮用水的违法行为,并及时与 A 公司和当地政府沟通协调,2012 年 7 月 4 日,A 公司恢复向该中心小学供应生活饮用水。

案例二

某学校自建集中供水污染引发的感染性腹泻暴发案

【案情介绍】

2011年9月11日至17日，某县中学在校学生中相继出现以发热、腹痛、腹泻等肠道感染为主要症状的病人。接到报告后，市、县卫生行政部门和卫生监督机构及时展开调查。调查发现，该校于2010年7月开始扩建，2011年7月20日竣工。学校有学生635人（其中走读学生113人），共计123人发病（其中住宿学生119人、走读学生4人）。教职员工与学生共同吃住，无发病。所有发病学生均有饮用学校自备井水的情况，未接触者未发病；患病学生均出现肠道症状，停止供水后发病得到有效控制。

【案件评析】

1. 发现问题

卫生监督员采集患病学生排泄物，其中6份患病学生粪便中检出诺如病毒，还有1份患病学生的粪便中检出沙门氏菌（未分型）。卫生监督员对学校食堂和宿舍用水进行检验，菌落总数分别为14 000 CFU/mL、16 000 CFU/mL，大肠菌群均大于1 600 MPN/100 mL。初步认定此起事件是因饮水污染引起的以诺如病毒为主的混合感染性腹泻。

2. 调查取证

卫生监督员对学校供水现场进行仔细的专业调查，发现学校新打水井周围有两口污水塘，为宿舍楼内洗漱及卫生间污水排放井，距水井分别为160 m和130 m。而水井周围为疏松软土，地面低洼。水井和污水井内外没有有效防护和防渗漏设施。2011年9月2日和9月7日，当地曾有两场较大降雨。9月19日现场检查，井口周边发现有雨水冲刷的小沟和渗漏入水井的洞、隙，水井四壁仍有污水渗漏痕迹,水井中有污泥和污水气味。学校新建水井和启用新水井虽然经过当地卫生行政部门和卫生监督机构的预防性卫生监督审查和竣工验收,但是该校曾于 2011 年 8 月 27 日将水样送当地疾病预防控制机构检测大肠菌群超标,结果未向当地卫生行政部门和监督机构通报。

3. 法条依据

《传染病防治法》《学校卫生工作条例》和《生活饮用水卫生监督管理办法》的有关规定。

4. 自由裁量

经市、县两级卫生监督机构研究决定,并与当地政府领导和教育主管部门、卫生行政部门负责人沟通,建议教育主管部门追究学校负责人行政责任;对学校罚款人民币 3 万元;同时给予当地卫生监督所主管所长行政警告、责任监督员行政记大过处分。

5. 处理

这是一起典型的因饮水污染而引发的学校饮水安全事件。在案件处理上依法采取了行政处罚和责令改正、责任追究等措施。

该学校在此起饮水安全事故发生过程中,存在重大违法行为和领导责任,卫生行政部门给予学校行政处罚和当地教育主管部门给予学校负责人行政处分是十分恰当的。

该学校是行政拨款的事业单位,又是农村学校,教学经费紧张,3 万元的处罚学校难以支付。历经 1 年多时间,经法院多次调解最终落实处罚 10 000 元。在此案中,作为执法部门,首先应考虑处罚本身是为了纠正违法行为和制止危害发生,以达到此目的为主;其次考虑单位的性质和支付能力,确保处罚得以落实。

【思考建议】

1. 学校对饮水安全重视程度不够。

学校在得知饮水微生物超标的情况下,不查找污染原因,未采取防范措施,将未经消毒的水直接供学生饮用,反映出学校领导对饮水存在的危害没有给予足够重视。

2. 学校对饮水卫生法律法规贯彻执行不到位。

学校新建集中供水设施,虽然按照法律法规要求通知卫生部门进行预防性卫生监督，但在日常性管理中，送检水样大肠菌群超标，结果未向当地卫生行政部门和监督机构通报，在饮水微生物超标、未对饮水进行消毒的情况下擅自供水；水井周围存在污染源，井口及周围没有采取有效的措施对水源和供水进行防护，造成饮水严重污染。

3．卫生部门监管不到位。

学校属于扩建，自建集中供水属于在原址新建，时间长达1年有余，当地卫生监督机构应对该学校进行监管，应在监督中及时发现学校新建集中供水设施存在的污染隐患，以防止饮水污染事故发生。而当地卫生监督机构没有发现和消除污染隐患，从而导致此次饮水污染事件。

案例三

某集中供水单位生活饮用水卫生监督案

【案情介绍】

2016年4月，某县卫计综合执法大队对辖区内的集中供水单位进行日常监督检查。本次检查共有5家集中式供水单位，其中城市供水单位1家、乡镇供水单位4家。检查发现，城市供水单位有营业执照，其他4个乡镇分厂声称其为城市供水单位下属二级单位，统一使用母公司营业执照。

【案件评析】

1. 发现问题

卫生监督员对5家集中式供水单位分别现场调查询问了供水单位负责人和相关工作人员，并现场查看了主体单位营业执照、卫生许可证、法人身份证、供水人员卫生知识培训合格证明、从业人员健康证明、通讯录等资料。检查发现城市供水单位有营业执照，其他4个乡镇分厂未办理营业执照和卫生许可证，部分从业人员未取得健康证明。

2. 调查取证

卫生监督员制作了现场笔录5份、询问笔录7份、卫生监督意见书5份，并取得了主体单位营业执照、卫生许可证、法人身份证、供水人员卫生知识培训合格证明48份、从业人员健康证明28份、通讯录、现场照片等相关证据。为明确4家乡镇分厂是否作为行政违法的主体，要求其提供与城市供水单位（供水公司）之间的合同等证明材料。

3. 法条依据

《生活饮用水卫生监督管理办法》第七条，集中式供水单位必须取得县级以上地方人民政府卫生行政部门签发的卫生许可证。城市自来水供水企业和自建设施对外供水的企业还必须取得建设行政主管部门颁发的《城市供水企业资质证书》，方可供水。

《生活饮用水卫生监督管理办法》第二十五条，集中式供水单位安排未取得体检合格证的人员从事直接供、管水工作或安排患有有碍饮用水卫生疾病的或病原携带者从事直接供、管水工作的，县级以上地方人民政府卫生行政部门应当责令限期改进，并可对供水单位处以 20 元以上 1 000 元以下的罚款。

《生活饮用水卫生监督管理办法》第二十六条，供水单位未取得卫生许可证而擅自供水的，县级以上地方人民政府卫生行政部门应当责令限期改进，并可处以 20 元以上 5 000 元以下的罚款。

4．自由裁量

生活饮用水事关民生健康，对生活饮用水卫生违法行为予以从严从重查处。当事单位部分从业人员未取得健康证明，根据《生活饮用水卫生监督管理办法》第二十五条规定，对城市供水当事单位予以罚款人民币 1 000 元，其他 4 家供水分厂予以各罚款人民币 600 元的处罚；其他 4 家供水分厂未取得生活饮用水卫生许可证擅自供水时间 3 个月以上，社会危害影响大，参照《某某市综合行政执法局行政处罚自由裁量权标准》，应当从重进行处罚。鉴于其他 4 家供水分厂实为城市供水公司所属片区供水服务中心（无营业执照），且供水方式已由原来的制水消毒工艺流程改为城市供水单位水源管道直通的供水方式，此类水厂的许可应根据具体情况而定，且各单位在规定时间内自觉履行行政处罚并积极主动整改，因此予以各罚款 3 000 元的处罚。

5．处理

（1）违法事实认定。根据一系列证据形成的证据链确认了责任主体是集中供水单位。该案根据相关证据，集中式供水单位安排未取得体检合格证的人员从事直接供、管水工作和供水单位未取得卫生许可证而擅自供水，违反了《生活饮用水卫生监督管理办法》第七条、第二十五条、第二十六条第（三）项的规定。违法事实清楚，证据确凿。

（2）违法单位认定。本次检查共有 5 家集中式供水单位，其中城市供水单位 1 家、乡镇供水单位 4 家。城市供水单位有营业执照，其他 4 个乡镇供水分厂的工作人员和设备都由城市供水单位负责管理，但均有独立的供水条件和能力，所以认定乡镇供水分厂也是违法主体。最终认定有 5 个违法主体，分别立案，对 5 家单位实施了行政处罚。

（3）处罚裁量。本案依据《生活饮用水卫生监督管理办法》第二十五条、第二十六条第（三）项的规定，给予城市供水单位罚款人民币 1 000 元，给予 4 个供水分厂各罚款 3 600 元的行政处罚。以上罚款累计人民币 15 400 元。

【思考建议】

1. 供、管水人员持证率低。

监督检查中发现，供、管水人员未取得健康合格证明和卫生培训合格证明的现象较多。建议：

（1）加强业务宣传。对集中式供水单位在日常监督的同时也宣传相关法律法规及卫生管理标准，有针对性地开展培训教育。

（2）各级卫生监督管理部门主动协调，发挥乡镇卫生监督协管的作用，形成齐抓共管的局面。

（3）加强水质卫生监督管理。一是要加强完善水质卫生许可制度，强化水质卫生安全意识。二是要加强水质卫生基础知识的培训，包括卫生监督员的培训和各供水单位的相关管理人员的培训。三是加强水质卫生监督档案管理工作，各供水单位的卫生监督档案健全、完整，实施动态化管理。

2. 卫生许可证持证率低。

进行检查时发现持证率低的主要原因是全县集中式供水单位的整合（"原某水厂"名称变更为"某城乡水务有限公司"）。公司有营业执照和卫生许可证，其他乡镇单位分别设为公司所属片区供水服务中心（无营业执照），未能明晰卫生许可对此类水厂的要求。建议对这类现象进行摸排，加强宣传，提高持证率。

案例四

某农村集中式供水单位行政处罚案

【案情介绍】

2017 年 4 月 10 日，某市卫生监督局收到 12345 政务服务便民热线转来的辖下某村村民投诉，称家中自来水水质出现异常，村民称"喝的水有杂质，有像头皮屑一样的杂质漂浮在水面上或沉在容器底部。最近几天自来水发黄发浑"。接到转来投诉的当日，市卫生监督局立即组织市、县两级卫生监督执法人员赶赴事发地所在的某村自来水厂展开调查。

事发水厂为一村级小型自来水厂，为周边两个行政村近 4 000 人供水。该水厂有两套制水工艺：一套是以深井水为水源的制水工艺，已取得卫生许可证，有效期为 2013 年 9 月 18 日至 2018 年 9 月 17 日；另一套是以某水库为水源的扩建供水项目，于 2017 年 1 月份建成、2017 年 3 月份启用。该水厂日常供水以深井水制水工艺为主，当供水量不足时启用该扩建项目作为补充。"水发黄发浑"的事发几日，两套制水工艺同时使用向居民供水。

【案件评析】

1. 发现问题

（1）经初步调查了解到，该水厂以水库为水源的扩建供水项目的选址和设计审查均未通知卫生行政主管部门参加，未向卫生行政部门申请卫生许可。

（2）该扩建供水项目制水工艺设计不规范，存在卫生安全隐患：

① 絮凝池规格为 2 m×2 m，数量为 3 个；

② 排污口高于池底约 20 cm，不能有效排出底部污泥；

③ 过滤池滤料中见有大量污泥，该水厂负责人在询问笔录中称滤料为河沙，并不是石英砂；

④ 清水池内水浑浊，表面有大量泡沫；

⑤该扩建供水项目未设置水质消毒设施设备,出厂水通过管网输送到深井水制水工艺的清水池后再进行消毒处理。

(3)根据卫生执法人员现场调查情况,初步认定造成此次水质污染事件的原因为扩建项目制水工艺不规范,导致水质未经有效絮凝、沉淀、过滤、消毒进入供水管网。又因近几日连续雨水天气,造成水源地附近水土流失,水源水水质恶化,从而引起居民家中自来水出现浑浊现象。

2.现场处理与调查取证

(1)对出厂水、末梢水水质进行检测。因卫生执法人员到达现场时扩建供水项目已停止供水,检测结果符合《生活饮用水卫生标准》(GB 5749—2006)。

(2)当场制作现场笔录、卫生监督意见书,要求水厂负责人停止使用扩建供水项目,并立即组织开展针对制水工艺的整改工作。

(3)对水厂负责人、水厂工作人员制作询问笔录,采集重要信息。

(4)对水厂附近两位居民进行询问,并制作询问笔录。两位居民均称近几日未发现水质浑浊等异常,其中一位居民称"下雨时水质会出现浑浊"。

(5)收集相关证据,如扩建供水项目立项批复文件、负责人身份证复印件等。

(6)现场拍摄照片,准确记录现场情况。

(7)最终取得的证据:现场笔录2份;询问笔录6份;12345投诉记录1份;现场检查照片6张;水厂营业执照、卫生许可证、法人身份证、工作人员身份证复印件;该市发改委《关于某自来水厂扩建工程初步设计的批复》复印件;卫生监督意见书2份。

3.法条依据

(1)《生活饮用水卫生监督管理办法》第八条,供水单位新建、改建、扩建的饮用水供水工程项目,应当符合卫生要求,选址和设计审查、竣工验收必须有建设、卫生计生主管部门参加。

(2)《生活饮用水卫生监督管理办法》第七条,集中式供水单位取得工商行政管理部门颁发的营业执照后,还应当取得县级以上地方人民政府卫生计生主管部门颁发的卫生许可证,方可供水。

4.处理结果

(1)该水厂扩建的供水项目未经卫生计生主管部门参加选址、设计审查和竣工验收而擅自供水的行为,违反了《生活饮用水卫生监督管理办法》第八条规定，依据《生活饮用水卫生监督管理办法》第二十六条第（二）项的规定，参照《某省卫生计生行政处罚裁量权基准（试行）》第 157 项第 3 档，给予当事单位 3 000 元罚款的行政处罚，并责令限期改进。

（2）该水厂扩建的供水项目 2017 年 3 月至 5 月未取得卫生许可证而擅自供水的行为，违反了《生活饮用水卫生监督管理办法》第七条的规定，依据《生活饮用水卫生监督管理办法》第二十六条第（三）项的规定，参照《某省卫生计生行政处罚裁量权基准（试行）》第 158 项第 2 档，给予当事单位 2 000 元罚款的行政处罚，并责令限期改进。

【思考建议】

1. 饮用水卫生涉及生命健康，应第一时间终止侵害，降低影响。

卫生监督执法人员在对举报投诉或突发公共卫生事件进行现场处置时，首先要制止事态的进一步扩大，终止侵害。在此基础上切莫忘记对当事单位存在的违法行为进行及时的证据收集和固定。在本案中，卫生执法人员到达现场后，首先对水质进行采样检测，查明事件原因。在查明事件原因、妥善处理水质污染之后，及时对该水厂存在的违法行为进行证据采集和固定，防止灭失。

2. 在现场处理与调查取证过程中，应全面细致地观察现场、收集固定证据。

本案中收集的该市发改委《关于某自来水厂扩建工程初步设计的批复》复印件，用于查证该水厂扩建供水项目设计方案评审成员单位名单，进一步印证卫生部门未参与扩建项目设计审查。现场拍照能及时、客观、准确、全面、形象地记录现场状况，能够有效防止证据的灭失，并具有史料价值，是卫生监督执法办案中反映与证实违法行为的重要手段。在调查取证过程中，要注意沟通技巧，妥善协调好执法人员和当事单位的关系，防止当事单位因抵触情绪而妨碍证据的收集。

案例五

某企业集中式供水单位涉及人员资质的行政处罚案

【案情介绍】

2023 年 7 月 8 日，某市 A 区卫生健康行政执法队执法人员对辖区内某企业集中式供水单位开展日常检查，对该单位出厂水水质进行采样检测，检测结果显示当日出厂水水质符合《生活饮用水卫生标准》(GB 5749—2022)规定。但检查中同时发现该单位 2 名在岗直接从事供、管水的工作人员的健康证明已超过有效期。

【案件评析】

1. 发现问题

(1) 现场调查发现，该水厂直接从事供、管水的工作人员赵某、李某的健康证明于 2021 年 12 月由某医院签发，截至检查当日已过期 7 个月，但二人于检查当日仍在岗从事与供、管水直接相关的工作。

(2) 赵某、李某二人均没有卫生知识培训合格证或相关记录等证明资料。

2. 调查取证

(1) 对出厂水水质进行检测，检测结果符合《生活饮用水卫生标准》(GB 5749—2022)。

(2) 当场制作现场笔录、卫生监督意见书，要求未获得有效健康合格证明的从业人员停止从事直接供、管水。

(3) 对水厂负责人、水厂工作人员制作询问笔录，采集重要信息。

(4) 收集相关证据，如两名工作人员的身份证及健康证复印件、水厂的卫生知识培训记录等。

(5) 现场拍摄照片，准确记录现场情况。

(6) 最终取得的证据：现场笔录 1 份；询问笔录 3 份；现场检查照片 3 张；水

厂营业执照、卫生许可证、法人身份证、2名工作人员身份证及健康证复印件；卫生监督意见书1份。

3. 法条依据

（1）《生活饮用水卫生监督管理办法》第十一条，直接从事供、管水的人员必须取得体检合格证后方可上岗工作，并每年进行一次健康检查。凡患有痢疾、伤寒、病毒性肝炎、活动性肺结核、化脓性或渗出性皮肤病及其他有碍饮用水卫生的疾病的和病原携带者，不得直接从事供、管水工作。直接从事供、管水的人员，未经卫生知识培训不得上岗工作。

（2）《生活饮用水卫生监督管理办法》第二十五条，集中式供水单位安排未取得体检合格证的人员从事直接供、管水工作或安排患有有碍饮用水卫生疾病的或病原携带者从事直接供、管水工作的，县级以上地方人民政府卫生行政部门应当责令限期改进，并可对供水单位处以20元以上1 000元以下的罚款。

4. 处理结果

该水厂安排未获得有效健康合格证明、未接受卫生知识培训的从业人员从事直接供、管水的工作，违反了《生活饮用水卫生监督管理办法》第十一条的规定，依据该办法第二十五条的规定，责令其15日内整改完成，并处罚款人民币500元。

【思考建议】

重视水厂从业人员健康资质的卫生监督。供水等从业人员每年必须进行健康检查，体检合格取得健康证后方可上岗。定期进行健康检查，不但在公共卫生上有重要意义，也是对生活饮用水水质、市民健康的一项保障措施。因此，在对供水单位的日常检查中，除了关注水质状况、水厂硬件设施外，一定要重视对水厂直接从事供、管水的工作人员的健康状况的卫生监督，确保供、管水从业人员全员持"健康证"上岗，加强安全防护，为社会群众饮用水安全提供基础保障。

第二篇

二次供水单位的卫生监督管理

案例一

某公司供应不符合国家生活饮用水卫生标准的饮用水案

【案情介绍】

2017 年 6 月 12 日某市某区卫生和计划生育局接××小区业主来电及12345 工单投诉,反映家中自来水水质差的问题。经调查,该小区内住房均为××置业有限公司精装交付,所有饮用水管件管材,包括住户家中自来水管均为该公司铺设,该置业有限公司委托××物业管理有限公司对其二次供水等公共设施进行日常管理维护。检查中发现该小区水箱处于高位供水,超过该小区用户 48 小时用水量。

【案件评析】

1. 发现问题

对于用户投诉的水质差的问题,卫生监督员高度重视,多方调查,力求查明水质差的原因。首先对水箱进水和用户家中出水进行检测,发现水箱进水合格,家中出水不合格,表示水质应该是在进水箱后、到用户家中前变差的。卫生监督员又对水箱和管道的卫生许可批件进行检查,查明均是有卫生许可批件的产品。在检查中经过仔细搜索、多次询问,最终发现水箱处于高位供水的状态,水量超过用户 48 小时用水量,从而确定了是由于水箱储水量过多引起的水质变差。

2. 调查取证

××小区内生活饮用水涉及多个主体,水箱进水合格排除了××水务集团为责任主体,小区内的供水设施为××置业公司建造,二次供水的管理又由××物业公司管理。通过积极取证,取得营业执照、法人身份证复印件、前期物业合同、前期物业服务合同补充协议等相关证据,确定了××物业管理公司为责任主体。

3．法条依据

《生活饮用水卫生监督管理办法》第六条，供水单位供应的饮用水必须符合国家生活饮用水卫生标准。

《生活饮用水卫生监督管理办法》第二十六条，供水单位供应的饮用水不符合国家规定的生活饮用水卫生标准的，县级以上地方人民政府卫生计生主管部门应当责令限期改进，并可处以 20 元以上 5 000 元以下的罚款。

4．自由裁量

××物业管理有限公司提供不符合国家生活饮用水标准的饮用水，根据《生活饮用水卫生监督管理办法》第二十六条的第（四）项的处罚规定和《某市卫生局卫生行政执法裁量权基准》第 44 条，给予 1 000 元罚款的行政处罚。当事单位对认定的事实、依据和处罚条款没有异议。

5．处理

（1）违法事实认定。根据一系列证据形成的证据链确认了责任主体是××物业管理有限公司。该案根据相关证据，××物业管理有限公司提供不符合国家生活饮用水标准的饮用水，违反了《生活饮用水卫生监督管理办法》第六条、第二十六条的第（四）项的规定。违法事实清楚，证据确凿。

（2）违法单位认定。通过积极调查取证，水箱进水合格排除了××水务集团为责任主体，小区内的供水设施为××置业公司建造，二次供水的管理又由××物业公司管理，由此产生的一切事务责任主体为××物业管理有限公司，双方签订《前期物业服务合同》《前期物业服务合同补充协议》为凭证。

（3）处罚裁量。本案依据《生活饮用水卫生监督管理办法》第二十六条的第（四）项的处罚规定和《某市卫生局卫生行政执法裁量权基准》第 44 条，给予 1 000 元罚款的行政处罚。

【思考建议】

本案在办理过程中仍存在着不足之处。在本案处理的过程中，检测发现××物业管理有限公司提供的生活饮用水不符合国家生活饮用水标准后，未采取控制措施，该公司仍在供水，不合格的生活饮用水被居民使用存在着风险，在检测不合格以后，应立即责令其停止供水。在本案结案之后，未进行改进结果验收，缺少"回头看"这一步。现在要求加强事前、事中、事后的监管，在行政处罚结束以后，案子不是已经结束了，处罚不是目的，只是手段，改进才是要做到的，需要加强事后监管，要"回头看"，确保整改到位，提供的生活饮用水达标。

案例二

某酒店二次供水卫生监督案

【案情介绍】

2014 年 7 月 21 日,某区卫生和计划生育委员会监督所对 A 酒店有限公司某大酒店进行二次供水设施执法检查,经调查发现,该大酒店委托某市某保洁公司对二次供水设施进行清洗消毒时所使用的消毒剂未取得饮用水容器消毒剂卫生许可批件或卫生安全评价报告。

【案件评析】

1. 发现问题

卫生监督员检查当日正在正常供水的不锈钢水箱加盖但未上锁,查见二次供水设施的定期清洗消毒记录记载,清洗消毒单位为某市某保洁服务有限公司,并有其做二次供水设施清洗消毒的单位备案证明。消毒记录中记载 6 月 28 日对二次供水设施进行清洗消毒时所使用的是"爱尔施牌含氯消毒片",该消毒剂卫生许可批件所标注的使用范围为适用于环境表面和物品的消毒,并未取得使用范围为饮用水容器设施的消毒剂卫生许可批件或卫生安全评价报告。

2. 调查取证

执法人员针对水箱清洗消毒过程进行重点检查,检查内容包括水箱加盖上锁情况、每季度水质检测情况、每半年清洗消毒情况、清洗消毒单位备案情况等。取得单位营业执照、卫生许可证、某市某保洁服务有限公司二次供水设施清洗消毒的单位备案证明、某酒店和某保洁公司之间的委托合同等相关证据及证明材料。

3. 法条依据

《某市生活饮用水卫生监督管理办法》第七条第(三)项的规定,集中式供水单位、二次供水设施的产权人或者其委托的管理单位（以下简称二次供水设施管理单位）和现制现售饮用水经营单位应当按照有关规定，对供水设备、设施采取相应的卫生防护和安全防范措施；第十二条第（二）项的规定，集中式供水单位、二次供水设施管理单位和现制现售饮用水经营单位购买和使用消毒产品，不得购买或者使用未经许可的企业生产或者没有卫生安全评价报告的消毒产品。

《某市生活饮用水卫生监督管理办法》第四十二条第（一）项规定，管道分质供水单位、二次供水设施管理单位或者现制现售饮用水经营单位未按照规定对供水设备、设施采取相应的卫生防护和安全防范措施的，由卫生计生部门责令改正，可处以1 000元以上5 000元以下罚款，情节严重的处以5 000元以上2万元以下罚款；第四十六条规定，集中式供水单位、二次供水设施管理单位、现制现售饮用水经营单位或者二次供水储水设施清洗、消毒单位使用未经许可的企业生产或者没有卫生安全评价报告的消毒产品的，由卫生计生部门责令其改正，处以1 000元以上1万元以下罚款，情节严重的处以1万元以上3万元以下罚款。

4. 自由裁量

依据《某市生活饮用水卫生监督管理办法》第四十二条第（一）项、第四十六条的规定，责令其限期改正，并对该大酒店作出下列行政处罚：（1）未按照规定对供水设备、设施采取相应的卫生防护和安全防范措施，罚款人民币2 000元；（2）使用没有卫生安全评价报告的消毒产品，罚款人民币3 000元。以上两项罚款合计人民币5 000元。同时，某区卫计委向使用没有卫生安全评价报告的消毒产品从事清洗消毒的某保洁公司注册地及备案地卫生计生行政机关发出执法抄告文书，便于相关部门对其加强监管。

5. 处理

（1）违法事实认定。根据一系列证据形成的证据链确认了责任主体是该酒店。该案根据相关证据，该酒店未按照规定对二次供水设备设施采取相应的安全防范措施以及对二次供水设施进行消毒时所使用的消毒剂未取得使用范围为饮用水容器设施的消毒剂卫生许可批件或卫生安全评价报告，违反了《某市生活饮用水卫生监督管理办法》第七条第（三）项、第十二条第（二）项的规定。违法事实清楚，证据确凿。

（2）违法单位认定。某酒店和某保洁公司签订的合同属于民事法定关系范畴,某酒店作为二次供水设施管理单位,负有对清洗消毒现场进行监督及核查消毒剂证明的义务,应当对"使用没有卫生安全评价报告的消毒产品"的违法行为承担行政法律责任。

(3) 处罚裁量。依据《某市生活饮用水卫生监督管理办法》第四十二条第(一)项、第四十六条的规定,责令其限期改正,并作出下列行政处罚:① 未按照规定对供水设备、设施采取相应的卫生防护和安全防范措施,罚款人民币2 000元;② 使用没有卫生安全评价报告的消毒产品,罚款人民币3 000元。以上两项罚款合计人民币5 000元。

【思考建议】

1. 饮用水卫生管理水平有待提高。

政府应当加强生活饮用水卫生安全知识的宣传。同时在开展卫生行政执法时,执法人员除现场指导教育外,还可以邀请专业人员针对管理上的不足和漏洞提供详细的指导和改进建议,从而使酒店高层管理者更加重视饮用水卫生安全,真正体现执法人员将监督与指导、服务相结合的理念。

2. 二次供水设施的清洗消毒专业能力有待提高。

二次供水设施的清洗消毒效果与清洗消毒单位的业务及管理能力密切相关,尤其与一线操作人员的专业技能密不可分。因此,二次供水设施管理单位要建立或聘请专业化程度高的清洗消毒队伍,建全清洗消毒制度和应急预案,完善岗前培训和考核机制,从而提升二次供水设施的清洗消毒效果,切实保证饮用水的卫生安全。

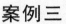

案例三

某学校二次供水卫生监督案

【案情介绍】

2019 年 3 月 21 日,某市某区卫生计生监督执法局对生活饮用水开展监督抽检,卫生行政执法人员与区疾控中心工作人员对某学校供应的二次供水进行抽样。本次检查显示该学校抽检样品检测项目总大肠菌群不符合《生活饮用水卫生标准》(GB 5749—2006)的规定。

【案件评析】

1. 发现问题

卫生计生监督执法局对某学校供应的二次供水进行抽样,检查显示该学校抽检样品检测项目总大肠菌群不符合《生活饮用水卫生标准》(GB 5749—2006)的规定。

2. 调查取证

本案证据收集及时准确,形成了完整的证据链。卫生行政执法人员通过卫生监督抽样及调查取证(2019 年 3 月 21 日产品样品采样记录,4 月 21 日检验检测结果报告书 1 份,4 月 23 日监督意见书 1 份、询问笔录 1 份),对现场检查情况和资料进行了有效固定,并对相关人员进行了询问调查,确认了某区某学校违反了《生活饮用水卫生监督管理办法》第六条的相关规定。

3. 法条依据

《生活饮用水卫生监督管理办法》第二十六条,供水单位供应的饮用水不符合国家规定的生活饮用水卫生标准的,县级以上地方人民政府卫生计生主管部门应当责令限期改进,并可处以 20 元以上 5 000 元以下的罚款。

《传染病防治法》第七十三条第(一)项规定,供水单位供应饮用水不符合卫生标准、规范的行为导致或者可能导致传染病传播、流行的,责令供水单位限期改正,没收违法所得,可以并处 5 万元以下的罚款;已取得许可证的,原发证部门可以依法暂扣或者吊销许可证;构成犯罪的,依法追究刑事责任。

4．自由裁量

生活饮用水事关民生健康,对生活饮用水卫生违法行为予以查处。该学校二次用水抽检样品检测项目总大肠菌群不符合《生活饮用水卫生标准》(GB 5749—2006)的规定。应责令二次供水单位立即查找原因并进行处理,确保供应的饮用水必须符合标准要求,并依法予以查处。作为卫生行政执法部门行政处罚的目的不是罚款,而是促使违法行为当事单位整改。本案中当事单位积极配合卫生行政部门查处其违法行为,并在《行政处罚事先告知书》下达后积极落实整改,且未造成严重后果。同时做好生活饮用水卫生宣传,提供师生开水和定型包装的桶装水为饮用水,积极预防疾病的发生和流行,按照某市自由裁量权的相关规定,也考虑到该学校的整改效果,经研究予以该学校罚 1 000 元的行政处罚。

5．处理

(1)违法事实认定。根据一系列证据形成的证据链确认了责任主体是该学校。根据相关证据,该学校提供的二次供水不符合《生活饮用水卫生监督管理办法》第六条规定,二次用水抽检样品检测项目总大肠菌群不符合《生活饮用水卫生标准》(GB 5749—2006)的规定,违法事实清楚,证据确凿。

(2)违法单位认定。本次检查是对某学校供应的二次供水进行抽样。本次检查显示该学校抽检样品检测项目总大肠菌群不符合《生活饮用水卫生标准》(GB 5749—2006)的规定,所以认定该校是违法主体,对该校实施了行政处罚。

(3)处罚裁量。本案依据该学校二次供水抽检样品检测项目总大肠菌群不符合《生活饮用水卫生标准》(GB 5749—2006)的规定。按照《行政处罚法》第二十七条规定,也考虑到该学校的整改效果,经研究予以该学校罚款 1 000 元的行政处罚。

【思考建议】

1．加强二次供水设施卫生要求。

二次供水设施应设在有卫生防护条件的独立构筑物内;二次供水设施内外应保持清洁,不应存在有碍卫生的杂物和肉眼可见物;周围应保持环境整洁。

二次供水设施应安装消毒设备,暂时不能安装消毒设备的要预留安装消毒设备的位置。

2. 加强二次供水内外环境卫生要求。

二次供水设施环境周围 10 m 以内不得有渗水坑、化粪池、垃圾堆和有毒有害物品等污染源;供水管线周围 2 m 内不得有污水管道。

3. 加强日常管理卫生要求。

二次供水设施的管理部门负责二次供水设施的日常运转、维护、清洗和消毒工作,制定和落实设施卫生管理制度,并应有专职或兼职经过培训的饮用水卫生管理人员。供、管水人员必须经过健康体检。二次供水设施的管理部门每年应对设施进行一次以上的全面清洗、消毒和水质检验,清洗、消毒后饮水水质经检验合格后方可供水。

4. 加强生活饮用水宣传。

对二次供水单位,应在日常监督的同时宣传相关法律法规及卫生管理标准,有针对性地开展培训教育。提供师生开水和定型包装的桶装水为饮用水,积极预防疾病的发生和流行,体现了行政执法的"以人为本",既起到了惩戒作用,又体现了执法教育与处罚相结合的原则,对提高学校和广大师生对生活饮用水的卫生安全意识有较好的意义。

第三篇

涉水产品的卫生监督管理

案例一

某企业生产无卫生许可批件的
涉及饮用水卫生安全产品案

【案情介绍】

2017 年 12 月 26 日,某市卫生和计划生育委员会卫生监督员对某市某涉水产品生产企业进行监督检查时发现:该企业现场正在生产××牌给水用三型聚丙烯(PP-R)铜嵌件管件,生产场地上堆放着××牌给水用三型聚丙烯(PP-R)管材及管件成品。经现场调查取证及向负责人进行询问,查实该公司持有的××牌给水用三型聚丙烯(PP-R)管材及管件的卫生许可批件均已于 2017 年 1 月 6 日到期,未办理延续手续;××牌给水用三型聚丙烯(PP-R)铜嵌件管件无卫生许可批准文件;同时发现,××牌给水用三型聚丙烯(PP-R)管材成品上喷印的卫生许可批准文号与批件上批准的文号不一致。

【案件评析】

本案是一起无卫生许可批件生产涉水产品的案件,当事单位的违法行为分为两个方面:一个是管材、管件的卫生许可批件已经过期,仍在生产;另一个是铜嵌件管件未取得卫生许可批件擅自生产。该两项违法行为均按照未取得卫生许可批件进行处罚,违法事实清楚,程序合法,使用法律法规适当。但在案件办理中,笔者认为有一点值得商榷,即在案件的调查过程中,由于未能够对涉水产品的销售去向和用途进行充分详细的调查和取证,导致在陈述申辩中当事单位称用户将该产品大部分做污水管(即非涉水产品)使用,同时通过电话对用户进行调查核实的方式也欠妥,难以对证据进行固定。

1. 发现问题

卫生监督员在企业进行监督检查时发现,该企业正在生产的管材、管件的卫生许可批件已经过期,仍在生产,且擅自生产未取得卫生许可批件的铜嵌件管件。

2．调查取证

卫生监督员对现场正在生产的产品及场地上堆放的成品逐一拍照,固定证据,同时收集了企业提供的卫生许可批件、营业执照复印件、负责人身份证等资料,进一步确认了违法主体及相关人员身份,在向该企业负责人询问了解情况后当场制作了现场笔录和询问笔录。

3．法条依据

《生活饮用水卫生监督管理办法》第十二条,生产涉及饮用水卫生安全的产品的单位和个人,必须按规定向政府卫生计生主管部门申请办理产品卫生许可批准文件,取得批准文件后,方可生产和销售。任何单位和个人不得生产、销售、使用无批准文件的前款产品。

《生活饮用水卫生监督管理办法》第二十七条,生产或者销售无卫生许可批准文件的涉及饮用水卫生安全的产品的,县级以上地方人民政府卫生行政部门应当责令改进,并可处以违法所得 3 倍以下的罚款,但最高不超过 30 000 元,或处以 500 元以上 10 000 元以下的罚款。

4．自由裁量

该企业在检查后积极配合调查,且生产的铜嵌件管件未售出,管材管件只售出一小部分,在陈述申辩时表示公司已停产转让。考虑到其未造成严重后果,符合《行政处罚法》第二十七条第二项应当从轻或者减轻处罚的情形,在事先告知罚款人民币 5 000 元的行政处罚的基础上,经二次合议,最终作出罚款人民币 4 000 元的处罚决定。

5．处理

（1）违法事实认定。根据一系列证据形成的证据链确认了责任主体是某市某涉水产品生产企业。该案根据相关证据,涉水产品生产企业未取得卫生许可批件生产、销售涉水产品,违反了《生活饮用水卫生监督管理办法》第十二条的规定。违法事实清楚,证据确凿。

（2）违法单位认定。通过现场调查取证及向负责人进行询问、查看营业执照复印件和负责人身份证资料,确认违法主体为该涉水产品生产企业。

（3）处罚裁量。本案依据《生活饮用水卫生监督管理办法》第二十七条的规定,罚款 4 000 元,同时督促企业自行回收或处理已经售出的和库存的无卫生许可批件的涉水产品。

【思考建议】

1.《生活饮用水卫生监督管理办法》没有明确规定已经售出的和库存的无卫生许可批件的涉水产品如何处理，所以本案采用了法律约束力较弱的督促企业自行回收或处理的办法，建议通过制定有关规范对此类产品的处理途径作出统一规定。

2.《涉及饮用水卫生安全产品标签说明书管理规范》中规定涉水产品标签应当真实准确，标签内容应包括产品卫生许可批准文件，但是《生活饮用水卫生监督管理办法》中没有对标签标识不规范如何处理作出规定，所以在本案中卫生监督员发现管材上批准文号标注错误时，只能要求其整改，不能进行处罚。建议针对此种情形增加处罚条款。

3. 在案件的调查过程中，由于未能够对涉水产品的销售去向和用途进行充分详细的调查和取证，导致未能准确核实当事人陈述申辩中称用户将该产品大部分做污水管（即非涉水产品）使用的情况，证据固定较差。

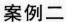

案例二

某起无卫生许可批件生产涉水产品查处案

【案情介绍】

2018 年 5 月 4 日，某卫生监督所在对某涉水企业日常监督检查中在该公司仓库内查见标有××给水用三型聚丙烯(PP-R)管材 200 包、××标识的纸箱一堆。企业现场提供了该企业法人营业执照，未能提供某牌管材、管件的涉水产品卫生许可批件。

【案件评析】

1. 发现问题

某企业生产××给水用三型聚丙烯(PP-R)管材 200 包及××标识的纸箱一堆，现场未能查实对外销售记录，该企业未能提供××管材、管件的有效卫生许可批件，属无证涉水产品，且当事人只承认生产、否认销售，无法认定违法所得。

2. 调查取证

卫生监督员通过现场调查、相关物品拍照取证、询问等调查方式，收集该企业生产车间、成品堆放区的成品涉水材料照片进行证据固定，制作了现场检查笔录、卫生监督意见书、询问笔录，取得了该企业的营业执照及法定代表人身份证复印件、企业负责人身份证复印件、授权委托书等。多种形式的证据形成了严密的证据链，确凿地证明了该企业无卫生许可批件生产涉水产品的这一事实。

3. 法条依据

《生活饮用水卫生监督管理办法》第十二条，生产涉及饮用水卫生安全的产品的单位和个人，必须按规定向政府卫生计生主管部门申请办理产品卫生许可批件，取得批准文件后，方可生产和销售。任何单位和个人不得生产、销售、使用无批准文件的前款产品。

《生活饮用水卫生监督管理办法》第二十七条,生产或者销售无卫生许可批准文件的涉及饮用水卫生安全的产品的,县级以上地方人民政府卫生行政部门应当责令改进,并可处以违法所得3倍以下的罚款,但最高不超过30 000元,或处以500元以上10 000元以下的罚款。

4. 自由裁量

因无法确定本案违法所得,不适宜违法所得3倍以下的罚款,按500元以上10 000元以下行政处罚较为恰当。

5. 处理

(1)违法事实认定。根据一系列证据形成的证据链确认了责任主体是某涉水企业。该案根据相关证据,涉水产品生产企业未取得卫生许可批件生产涉水产品,违反了《生活饮用水卫生监督管理办法》第十二条的规定。违法事实清楚,证据确凿。

(2)违法单位认定。通过现场调查取证及向负责人进行询问、查看营业执照复印件和负责人身份证资料,确认违法主体为某涉水产品生产企业。

(3)处罚裁量。本案依据《生活饮用水卫生监督管理办法》第二十七条的规定,罚款4800元。

【思考建议】

1. 相对滞后的法律法规使卫生监督力度降低,《生活饮用水卫生监督管理办法》《涉及饮用水卫生安全产品生产企业卫生规范》分别于1996年、2001年出台,制定年代较早,且仅是部门规章和行业规范,滞后于产业发展,在卫生监督过程中可操作性不强,遇到违法行为时无法可依,无则可罚,降低了行政执法效率,危害了行政执法的威信。

2. 到期更换卫生许可批件的制度使监督工作延续性降低,卫生许可批件4年有效期满后更换新批件,导致监管记录不连续,相当于成立了一家新企业,不利于培养企业品牌意识和诚信意识,卫生监管工作也缺乏了连续性,给少数不良企业开了方便之门。在这样的背景下,生产企业只要有卫生许可批件,卫生监督显得苍白无力。为此建议应加快对现行涉水产品相关卫生法规、标准修订的步伐,逐步完善标准的体系,强化监督管理手段,健全完善执法程序,提高卫生监督的水平和效果。

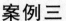

案例三

某公司生产、销售无卫生许可批件的涉及饮用水卫生安全的产品案

【案情介绍】

2017年3月28日某市卫生和计划生育委员会卫生监督员对某中学进行日常监督检查时,发现该校使用某公司生产的"PP-R热水管"从事管道分质供水活动。该校提供了这款"PP-R热水管"产品的检测报告、《涉及饮用水卫生安全产品卫生许可批件》,经确认均系伪造。卫生监督员现场拍照和录像取证,并出具了现场笔录和卫生监督意见书。

2017年5月16日,在饮用水宣传周期间,某市卫生监督所联合某区卫生监督所对某公司生产场所进行突击检查。基于现场收集的证据及对某校授权委托人李某、某公司法定代表人石某的相关询问笔录,经合议认定某公司向某中学销售的"PP-R热水管"未取得有效的涉及饮用水卫生安全产品的卫生许可批件。

【案件评析】

1. 发现问题

（1）某公司向某中学销售的"PP-R热水管"未取得有效涉及饮用水卫生安全产品的卫生许可批件。

（2）某中学使用伪造批文生产的"PP-R热水管"进行管道分质供水。

2. 调查取证

卫生监督员收集了"PP-R热水管"产品的检测报告、《涉及饮用水卫生安全产品卫生许可批件》,现场拍照和录像取证,并出具了现场笔录和卫生监督意见书。

卫生监督员对某公司生产场所进行突击检查,现场收集证据,对某校授权委托人李某、某公司法定代表人石某进行询问。

3. 法条依据

《生活饮用水卫生监督管理办法》第十二条,生产涉及饮用水卫生安全的产品的单位和个人,必须按规定向政府卫生计生主管部门申请办理产品卫生许可批准文件,取得批准文件后,方可生产和销售。任何单位和个人不得生产、销售、使用无批准文件的前款产品。

《生活饮用水卫生监督管理办法》第二十七条,生产或者销售无卫生许可批准文件的涉及饮用水卫生安全的产品的,县级以上地方人民政府卫生行政部门应当责令改进,并可处以违法所得 3 倍以下的罚款,但最高不超过 30 000 元,或处以 500 元以上 10 000 元以下的罚款。

4. 自由裁量

因较难认定本案违法所得,不适宜违法所得 3 倍以下的罚款,但案件是日常监督时于学校发现,影响较大,也不适宜按 500 元以上 10 000 元以下行政处罚,自由裁量后予以 20 000 元罚款处罚较为恰当。

5. 处理

(1)违法事实认定。根据一系列证据形成的证据链确认了责任主体是某公司。该案根据相关证据,涉水产品生产企业未取得卫生许可批件生产、销售涉水产品,违反了《生活饮用水卫生监督管理办法》第十二条的规定。违法事实清楚,证据确凿。

(2)违法单位认定。通过现场调查取证及向负责人进行询问,确认违法主体为该涉水产品生产企业。

(3)处罚裁量。本案依据《生活饮用水卫生监督管理办法》第二十七条的规定,罚款 20 000 元,并责令其立即改正违法行为。

【思考建议】

1. 对于委托生产行为的定性是本案处理的一个亮点。直接生产涉及饮用水卫生安全的产品或者委托其他企业以本公司名义生产涉及饮用水卫生安全的产品均属于生产行为,未取得卫生许可批准文件的企业不得生产也不得委托任何企业以本公司名义生产涉及饮用水卫生安全的产品。

2. 涉水产品生产企业违法生产的事实认定较为困难。本案最终确认法律责任的关键在于其开具的发票和伪造的批件,但是当涉及饮用水卫生安全产品生产企业生产的无证产品没有标签标识、销售不出具正规发票或者含糊出具发票，卫生行政部门很难取证，难以认定违法事实。

3. 违法所得难以查清。某公司自 2016 年 4 月通过销售点开始销售"PP-R 热水管"，共销售 1 万多块钱。因销售点同时销售金牛、保利等品牌水管，且发票明细未落实到水管的品牌，故无法准确提供该"PP-R 热水管"的销售发票。当涉水产品生产企业不开具正规发票或开具模糊发票时，卫生监督部门难以查清违法所得。

4. 当违法所得难以查清的情况下，一是可以通过税务部门进行查账，二是可以通过下游用户，即涉水产品使用单位，争取使用单位的配合，进一步查明违规涉水产品的生产销售使用情况。

案例四

某公司生产、经营无卫生许可批件涉水产品案

【案情介绍】

　　某市卫生监督所于 2017 年 8 月在淘宝网站上发现该市某公司宣传销售"A 牌饮水机"。该所执法人员于 8 月 30 日前往该公司所在地进行现场调查。经查，该公司为销售企业，销售产品为广东某节能环保设备制造有限公司生产的 B 牌饮水机和该企业委托广东某节能环保设备制造有限公司生产的自主品牌"A 牌饮水机"产品。该公司现场提供 B 牌饮水机《涉及饮用水卫生安全产品卫生许可批件》（以下简称"卫生许可批件"）复印件一份，但未能提供 A 牌饮水机的卫生许可批件。执法人员通过广东省卫计委官方网站查询到 B 牌饮水机的卫生许可批件真实有效，而 A 牌饮水机并未取得卫生许可批件。

【案件评析】

1. 发现问题

　　卫生监督员在淘宝网站上发现该市某公司宣传销售"A 牌饮水机"，并前往公司所在地进行现场调查，发现 A 牌饮水机未取得卫生许可批件。

2. 调查取证

　　执法人员前往现场展开调查，该公司现场提供 B 牌饮水机《涉及饮用水卫生安全产品卫生许可批件》（以下简称"卫生许可批件"）复印件一份，但未能提供 A 牌饮水机的卫生许可批件。执法人员现场对企业尚未销售的 26 台 A 牌饮水机进行拍照取证，对位于该公司两处位置的 A 牌饮水机（26 台）进行证据先行登记保存。执法人员通过广东省卫计委官方网站查询到 B 牌饮水机的卫生许可批件真实有效，而 A 牌饮水机并未取得卫生许可批件。执法人员查阅该公司销售发票、销售记录和订购合同单，对其在淘宝网站上的销售记录进行查阅，并与当事人核实质证。

3. 法条依据

《行政处罚法》第二十条，行政处罚由违法行为发生地的县级以上地方人民政府具有行政处罚权的行政机关管辖。

《生活饮用水卫生监督管理办法》第十二条，生产涉及饮用水卫生安全的产品的单位和个人，必须按规定向政府卫生计生主管部门申请办理产品卫生许可批准文件，取得批准文件后，方可生产和销售。任何单位和个人不得生产、销售、使用无批准文件的前款产品。

《生活饮用水卫生监督管理办法》第二十七条，生产或者销售无卫生许可批准文件的涉及饮用水卫生安全的产品的，县级以上地方人民政府卫生行政部门应当责令改进，并可处以违法所得 3 倍以下的罚款，但最高不超过 30 000 元，或处以 500 元以上 10 000 元以下的罚款。

《证据规则》规定，对于以复制件形式出现的电子证据，其真实性必须经当事人确认。

4. 自由裁量

因本案案情重大，处罚金额超过 20 000 元，经市卫计委重大案件审理小组集体讨论，一致决定责令其立即改正，给予 30 000 元的行政处罚。

5. 处理

（1）违法事实认定。根据一系列证据形成的证据链确认了责任主体是某公司。该案根据相关证据，该公司未取得卫生许可批件委托其他企业生产并销售涉水产品，违反了《生活饮用水卫生监督管理办法》第十二条的规定。违法事实清楚，证据确凿。

（2）违法单位认定。通过现场调查取证及向负责人进行询问，确认违法主体为该涉水产品生产企业。

（3）处罚裁量。本案依据《生活饮用水卫生监督管理办法》第二十七条的规定，且经市卫计委重大案件审理小组集体讨论一致决定责令其立即改正，并给予 30 000 元的行政处罚。监督其对先行证据登记保存的物品进行拆毁，自行下架在网上销售的产品。

【思考建议】

1.《生活饮用水卫生监督管理办法》有待修订完善。

《生活饮用水卫生监督管理办法》对企业"生产或者销售无卫生许可批准的

文件的涉及饮用水卫生安全的产品"的行政处罚条款设置有待进一步完善。本案中,该企业违法所得 51 702.4 元,而对其处罚金额最高不得超过 30 000 元,处罚金额明显低于违法所得,且没有没收违法所得的处罚条款。

2．网上经营行为证据的收集、固定。

在网上违法经营案件的调查取证中,首先应注重对电子证据原始载体的收集,检查涉嫌网上经营活动所使用的服务器等有关软硬件设备,必要时可依法采取行政强制措施。但受网络技术等诸多因素的限制,在实践中更多的是收集电子数据复制件。《证据规则》规定,对于以复制件形式出现的电子证据,其真实性必须经当事人确认。本案中,执法人员通过对其网页销售宣传和销售记录进行拍照取证,且证据经过当事人确认,所取证据合法、真实。

3．企业尚未出售的无卫生许可批件产品的处理。

《生活饮用水卫生监督管理办法》只对企业已经销售的行为进行处理,而对其尚未出售的同类产品,执法部门通过一张《卫生监督意见书》来责令企业不得出售产品是否可行? 追求利益的最大化是企业生存发展的原动力,仅凭一纸文书如何能保证企业真的不再对外出售?

4．企业已出售的无卫生许可批件产品的处理。

企业已销售的无卫生许可批件产品如何处理,是否需要召回,相关卫生法律法规没有明确说明。虽然我国的法律法规为消费者提供了维权武器,但涉及产品召回方面的内容缺乏可操作性。

案例五

生产、销售无卫生许可批件的涉及饮用水卫生安全产品案

【案情介绍】

2016 年 8 月 12 日，某市卫计委收到 A 公司提交的申请涉水产品卫生许可批件的材料，经资料审核，索证资料中有一配套部件"紫外线消毒器"的产品卫生许可批件涉嫌伪造。

经初步调查，B 公司生产、销售无卫生许可批件的产品。卫生执法人员在 A 公司内产品陈列室、原料库查见到上述相同产品 3 台，在 B 公司车间内查见正在生产的产品原材料、半成品。经进一步调查核实，B 公司承认生产、销售无卫生许可批件的涉水产品"紫外线消毒器"的违法事实，卫生许可批件复印件是其用网络图片合成的。根据购销凭证和结算转账等相关记录，B 公司违法所得人民币 38 100 元。

【案件评析】

1. 发现问题

卫生监督员在对 A 企业提交的行政许可资料的审查中发现 B 公司涉嫌伪造产品的卫生许可批件，并进行现场监督检查，对生产车间、原材料、半成品、陈列产品等进行调查核实。

2. 调查取证

卫生监督员在审核 A 公司提交的申请涉水产品卫生许可批件的材料中发现有一配套部件"紫外线消毒器"的产品卫生许可批件涉嫌伪造。卫生执法人员分别对两家公司现场进行了监督检查，在 A 公司内产品陈列室、原料库查见到上述相同产品 3 台，在 B 公司车间内有正在生产的产品原材料、半成品。经进一步调查核实，B 公司承认了生产、销售无卫生许可批件的涉水产品"紫外线

消毒器"的违法事实,卫生许可批件复印件是其从网上查找图片进行合成的,根据购销凭证和结算转账等相关记录,B公司违法所得人民币38 100元。

3. 法条依据

《生活饮用水卫生监督管理办法》第十二条,生产涉及饮用水卫生安全的产品的单位和个人,必须按规定向政府卫生计生主管部门申请办理产品卫生许可批准文件,取得批准文件后,方可生产和销售。任何单位和个人不得生产、销售、使用无批准文件的前款产品。

《生活饮用水卫生监督管理办法》第二十七条,生产或者销售无卫生许可批准文件的涉及饮用水卫生安全的产品的,县级以上地方人民政府卫生行政部门应当责令改进,并可处以违法所得3倍以下的罚款,但最高不超过30 000元,或处以500元以上10 000元以下的罚款。

4. 自由裁量

考虑本案违法所得38 100元,已超过《生活饮用水卫生监督管理办法》第二十七条规定的行政处罚罚款上限,不适宜违法所得3倍以下的罚款,该案是省所交办案件,涉及网络销售,影响较大,也不适宜按500元以上10 000元以下行政处罚,应按第二十七条最高限30 000元罚款处罚较为恰当。

5. 处理

(1)违法事实认定。根据一系列证据形成的证据链确认了责任主体是B公司。该案根据相关证据,B公司未取得卫生许可批件生产并销售涉水产品,违反了《生活饮用水卫生监督管理办法》第十二条的规定。违法事实清楚,证据确凿。

(2)违法单位认定。通过现场调查取证及向负责人进行询问,确认违法主体为该涉水产品生产企业B公司。

(3)处罚裁量。本案依据《生活饮用水卫生监督管理办法》第二十七条的规定,给予B公司罚款人民币30 000元的行政处罚,同时责令该单位立即改正违法行为。对A公司下达了卫生监督意见书,责令其立即整改。

【思考建议】

1. 进一步依法加强涉水产品的监督管理刻不容缓。

随着社会经济的不断发展,广大人民群众生活水平提高,提升饮用水卫生质量的产品层出不穷。现行的《生活饮用水卫生监督管理办法》作为一部专门的法律规范,仅对生产或者销售无卫生许可批准文件的涉及饮用水卫生安全的产品的情形有明确的处罚条款,而对使用环节在罚则部分没有明确规定,不利于加强使用环节的监督管理。

2. 对违法产品缺乏有效的处理手段。

执法人员查获生产、销售以及使用无卫生许可批准文件的涉及饮用水卫生安全产品,法律法规没有明确规定如何处置,不宜采取行政强制措施,只能责令生产、销售或者使用者自行处理,不利于打击和杜绝非法生产、销售和使用的行为,增加了净化涉水产品市场的难度。

案例六

某公司生产销售无卫生许可批件的
涉及饮用水卫生安全产品案

【案情介绍】

2018年6月29日,某市卫计委执法支队接到省所投诉举报的交办单,交办事项为"某公司涉无涉水批件净水器",卫生监督员于2018年7月2日到该公司进行现场监督检查。经现场检查发现该公司共销售149台水质处理器,未取得卫生许可批准文件,总销售金额48 940元。

【案件评析】

1. 发现问题

某市卫计委执法支队接到省所投诉举报的交办单,交办事项为"某公司涉无涉水批件净水器"。现场检查提取的说明书、整机、滤芯和铭牌参数等证据,符合《饮用水卫监督管理办法》涉水产品的定义,应认定为涉水产品。经查询相关网站,涉案的产品无卫生许可批件,该公司不能提供也承认无卫生许可批件生产、销售涉水产品,并且没有向卫计行政部门申请办理过卫生许可批件。

2. 调查取证

卫生监督员现场制作现场笔录、询问笔录、卫生监督意见书,并取得了营业执照、法人身份证、发货清单5张、销售净水器价格表、产品主要技术参数表、成品机"进销存"记录等证据。

3. 法条依据

《生活饮用水卫生监督管理办法》第十二条,生产涉及饮用水卫生安全的产品的单位和个人,必须按规定向政府卫生计生主管部门申请办理产品卫生许可批准文件,取得批准文件后,方可生产和销售。任何单位和个人不得生产、销售、使用无批准文件的前款产品。

《生活饮用水卫生监督管理办法》第二十七条,生产或者销售无卫生许可批准文件的涉及饮用水卫生安全的产品的,县级以上地方人民政府卫生行政部门应当责令改进,并可处以违法所得3倍以下的罚款,但最高不超过30 000元,或处以500元以上10 000元以下的罚款。

4. 自由裁量

考虑本案违法所得48 940元,已超过《生活饮用水卫生监督管理办法》第二十七条规定的行政处罚罚款上限,不适宜违法所得3倍以下的罚款,该案是省所交办案件,涉及网络销售,影响较大,也不适宜按500元以上10 000元以下行政处罚,应按第二十七条最高限30 000元罚款处罚较为恰当。

5. 处理

（1）违法事实认定。根据一系列证据形成的证据链确认了责任主体是某公司。该案根据相关证据,该公司未取得卫生许可批件销售涉水产品,违反了《生活饮用水卫生监督管理办法》第十二条的规定。违法事实清楚,证据确凿。

（2）违法单位认定。通过现场调查取证及向负责人进行询问,确认违法主体为该涉水产品销售企业。

（3）处罚裁量。本案依据《生活饮用水卫生监督管理办法》第二十七条的规定,给予某公司罚款人民币30 000元的行政处罚,同时责令其立即改正违法行为。

【思考建议】

1. 违法涉水产品处理难。

该案某公司销售了149台未取得卫生许可批件的净水器,存在一定的安全隐患,目前卫生法律法规对生产企业生产、销售无批件涉水产品没有明确处理规定,召回产品尚无法律依据,不召回处理无法保证产品安全性。

2. 非法所得认定难。

法律法规均未对涉水产品案件中"违法所得"有明确规定,认为所有销售收入都应认定为违法所得而不按利润计算违法所得。

3. 违法成本较低。

第二十七条规定处罚上限为3万元,由于生产销售无批件涉水产品的危害大,影响范围广,违法所得金额大,如果违法所得超过3万元,不论是否存在从重从轻情形,处罚上限只能为3万元,违法收益大于违法成本,导致行政处罚不能起到惩戒震慑作用,建议修改规章,取消处罚上限,按违法所得倍数处罚。

案例七

某公司生产(销售)无卫生许可批件的涉水产品案

【案情介绍】

　　某市卫生监督员在对该市某公司进行监督检查时发现：① 该公司销售×××牌 C5002Plus 型直饮净水机(以下简称 C5002Plus)和×××牌 C5008 型渗透直饮净水机(白金版)(以下简称 C5008 白金版)，不能提供相对应的涉水产品卫生许可批件。② 该公司销售的×××牌 C5003 型纳滤直饮净水机(以下简称 C5003)内主要部件(与饮用水接触)，即 2 支 Carbon Block Filtercartridge(压缩活性炭滤芯)和 1 支 Nanofitration Mem-brane(纳滤膜滤芯)，与该公司提供的《某省进口涉及饮用水卫生安全产品卫生许可批件》上标注的 3 支压缩活性炭滤芯的主要部件不符。

【案件评析】

　　1. 发现问题

　　根据省所《2017 年某省净水器标签标识专项监督检查方案》的要求对该市净水器进行专项监督检查，发现部分以室内装潢为主业的装修公司会将净水器作为装修用材料，极可能使用质量不合格的产品或无卫生许可批件的产品，对群众健康造成很大的隐患。针对这一情况，卫生监督员拓展专项检查范围，展开对分管区域内的相关企业的监督检查。

　　2. 调查取证

　　某市卫生监督员对该市某公司进行监督检查，询问公司法定代表人、经销商委托代理人，查阅销售安装合同，核对收款收据。

　　3. 法条依据

　　《生活饮用水卫生监督管理办法》第十二条，生产涉及饮用水卫生安全的产品的单位和个人，必须按规定向政府卫生计生主管部门申请办理产品卫生许可批准文件，取得批准文件后，方可生产和销售。任何单位和个人不得生产、销售、使用无批准文件的前款产品。

《生活饮用水卫生监督管理办法》第二十七条，生产或者销售无卫生许可批准文件的涉及饮用水卫生安全的产品的，县级以上地方人民政府卫生行政部门应当责令改进，并可处以违法所得 3 倍以下的罚款，但最高不超过 30 000 元，或处以 500 元以上 10 000 元以下的罚款。

4. 自由裁量

考虑本案违法所得 7 600 元，采用违法所得 3 倍以下的罚款，给予罚款人民币 22 800 元的行政处罚，并要求该公司立即改正违法行为。

5. 处理

（1）违法事实认定。根据一系列证据形成的证据链确认了责任主体是某公司。该案根据相关证据，某公司未取得卫生许可批件销售涉水产品，违反了《生活饮用水卫生监督管理办法》第十二条的规定。违法事实清楚，证据确凿。

（2）违法单位认定。通过现场调查取证及向负责人进行询问，确认违法主体为该涉水产品销售企业。

（3）处罚裁量。本案依据《生活饮用水卫生监督管理办法》第二十七条的规定，给予某公司罚款人民币 22 800 元的行政处罚，并责令其立即改正违法行为。

【思考建议】

1. 违法产品的处置不完善。

涉水产品的卫生监管主要依据《传染病防治法》《生活饮用水监督管理办法》，对无批件的涉水产品提出了"责令改正、改进"的处理办法，办案人员使用证据先行登记保存的方式暂时管制未销售的违法产品，但因《生活饮用水卫生监督管理办法》对违法产品没有处理手段，调查结束后只能解封归还于当事公司并责令其停止销售，其查处结果很难得到保证。鉴于省所对总经销公司另行立案调查，本案以该公司自行缴纳罚款结案，未对后续卫生许可批件办理情况进行追踪跟进。

2. 法治意识淡薄。

在日常监督检查中发现，涉水产品经营单位对卫生专业知识较为缺乏，如该案件，该品牌净水器中国地区总代理公司委托人表示委托上海一家代理公司办理净水器涉水产品卫生许可批件，不知晓涉水产品审批的流程、相关专业知识。代理公司认为总公司能够提供产品批件，所销售产品即是合格的，进而导致不合格产品进入市场。今后要加强相关法律法规的宣贯，多形式、多渠道开展宣传活动，提高经营者法治观念和消费者自我保护意识。

3. 信息沟通不畅。

随着市场经济的发展，人民群众的生活质量不断提高，对高水质的需求愈发强烈，越来越多的家庭选择安装净水设备。如何加强对生产净水设备的企业监管是卫生监督部门今后需要面临的一个问题。省所开发了涉水产品批件查询系统，解决了我们在涉水产品经营单位卫生监督检查中一直困扰多年的难题，给监督工作提供了有力的技术支撑。我们还可加强与市场监管部门间的沟通联系，交流、互换信息以便更及时准确地掌握企业信息。同时，在日常外出执法工作过程中，多收集积累企业信息，对所属辖区内的各商业区、各类经营企业要做到心中有数，保障相关执法活动的高效性，更好地保障群众利益。

案例八

某公司生产和销售无卫生许可批件的
涉及饮用水卫生安全的产品(水质处理器及滤芯)案

【案情介绍】

2017 年 4 月 7 日,某市卫生监督员在按卫生监督所《关于进一步加强净水器监管工作的通知》(苏卫监所〔2017〕31 号)文件要求对某公司进行现场检查时发现:① 该厂生产车间功能区混用,生产车间卫生状况差,墙壁涂料霉变脱落,原料与成品混放,未隔墙离地等,不符合《涉及饮用水卫生安全产品生产企业卫生规范》要求。② 仓库内查获 10 余台外包装标识为"×××牌 RO-A 型纯水机",其整机机身标签未标注产品名称、生产企业信息、卫生许可批件号、工作(进水)压力及注意事项或警示用语,不符合《涉及饮用水卫生安全产品标签说明书管理规范》要求。③ 在其仓库内查获 10 余台标识为"×××牌中央净水器"成品、"×××牌中央前置过滤器"成品;查获"合晶活性炭单元""CTO 压缩活性炭棒单元""进口×××合金净化单元""NORIT 长效保鲜抑菌单元""高纯度烧结碳纤维单元"共 5 种滤芯,总数大于 100 支,但均不能提供卫生许可批件,且未标注产品卫生许可批件号、生产日期、产品执行标准号等标识。该公司现场负责人提供了该公司的营业执照、《国产涉及饮用水卫生安全产品卫生许可批件》"卫水字(200×)第××××号"(产品名称为×××牌×××净水器,有效期为 2013 年 3 月 19 日至 2017 年 3 月 18 日)、涉及饮用水卫生安全产品卫生许可批件"(苏)卫水字(201×)第 3200—××××号"(产品名称为×××RO-A 纯水机,有效期为 2016 年 8 月 26 日至 2020 年 8 月 25 日)。执法人员现场检查并制作了现场笔录,出具了卫生监督意见书,对该公司现场负责人兼总经理助理周某进行了询问并制作笔录,录制了检查视频,初步认定该公司未取得涉水产品卫生批件生产涉及饮用水卫生安全产品。

【案件评析】

1. 发现问题

卫生监督执法人员在对企业现场检查时发现：企业生产车间功能区混用，生产车间卫生状况差，不符合《涉及饮用水卫生安全产品生产企业卫生规范》要求；10 余台外包装标识为"×××牌 RO-A 型纯水机"，其整机机身标签未标注产品名称、生产企业信息、卫生许可批件号、工作（进水）压力及注意事项或警示用语，不符合《涉及饮用水卫生安全产品标签说明书管理规范》要求。

2. 调查取证

执法人员现场检查并制作了现场笔录，出具了卫生监督意见书，对该公司现场负责人兼总经理助理周某进行了询问并制作笔录，录制了检查视频。后续通过网上协查、地方政府部门协调配合，固定淘宝网销售记录和企业纳税等资料，结合当事人陈述、现场笔录、视频资料、物证等逐步完善了证据链条。

3. 法条依据

《生活饮用水卫生监督管理办法》第十二条，生产涉及饮用水卫生安全的产品的单位和个人，必须按规定向政府卫生计生主管部门申请办理产品卫生许可批准文件，取得批准文件后，方可生产和销售。任何单位和个人不得生产、销售、使用无批准文件的前款产品。

《生活饮用水卫生监督管理办法》第二十七条，生产或者销售无卫生许可批准文件的涉及饮用水卫生安全的产品的，县级以上地方人民政府卫生行政部门应当责令改进，并可处以违法所得 3 倍以下的罚款，但最高不超过 30 000 元，或处以 500 元以上 10 000 元以下的罚款。

4. 自由裁量

本案认定违法所得 20 000 元，不适宜违法所得 3 倍以下的罚款，也不适宜按 500 元以上 10 000 元以下行政处罚，应按第二十七条最高限 30 000 元罚款处罚较为恰当。

5. 处理

（1）违法事实认定。根据一系列证据形成的证据链确认了责任主体是某公司。该案根据相关证据，某公司未取得卫生许可批件生产和销售涉水产品，违反了《生活饮用水卫生监督管理办法》第十二条的规定。违法事实清楚，证据确凿。

（2）违法单位认定。通过现场调查取证及向负责人进行询问，确认违法主体为该涉水产品生产企业。

（3）处罚裁量。本案依据《生活饮用水卫生监督管理办法》第二十七条的规定，给予某公司罚款人民币 30 000 元的行政处罚，同时责令其立即改正违法行为。

【思考建议】

1. 法律法规滞后与强化事中、事后监管的矛盾。

随着国家简政放权政策的深入推进，强化事中、事后监管，《涉及饮用水卫生安全产品生产企业卫生规范》《涉及饮用水卫生安全产品标签说明书管理规范》等文件虽对生产企业提出了具体要求，但是有些要求比较原则化，缺乏对应的罚则，导致针对性和可操作性降低，社会经营者基于熟知的法律法规条款做好应对策略，降低了执法人员在现场监督过程中的执法成效。

2. 罚则条款与违法成本的不对称问题。

住房城乡建设部、国家卫生计生委虽对《生活饮用水卫生督管理办法》进行了修订，但罚则没有变动，还是第二十七条规定"违反本办法规定，生产或者销售无卫生许可批准文件的涉及饮用水卫生安全的产品的，县级以上地方人民政府卫生行政部门应当责令改进，并可处以违法所得 3 倍以下的罚款，但最高不超过 30 000 元，或处以 500 元以上 10 000 元以下的罚款"。这条仅是针对生产、销售无卫生批件涉水产品的罚则，上限为 30 000 元的罚款金额致使违法成本相对低廉，导致行政处罚不能发挥应有的惩戒作用，违背"不能让违法行为人因违法行为获益"的基本原则。

3. 罚则条款与办案人员的积极性问题。

在《生活饮用水卫生监督管理办法》第二十七条规定中提到的罚款金额上限为 30 000 元，在当事人主动承认的违法所得已经达到罚款金额上限的情况下，会影响调查人员继续查证是否存在更多违法所得的积极性。

4. 与网络上第三方交易平台的沟通不畅问题。

2014 年 1 月 26 日国家工商行政管理总局令第 60 号公布《网络交易管理办法》中没有提到政府其他部门对网络宣传、销售、交易记录等行为进行函告协查、查验时第三方交易平台需要给予配合的条文，导致调查人员给淘宝网发出的协查函无回复，故而无法认证网络销售交易的违法所得。

5. 网络交易出现的刷单行为举证难。

当事人在调查人员的询问中提出网络交易金额是通过刷单行为实现的，但不进行刷单举证，在调查人员与网络第三方交易平台函告无果的情况下，如何对这部分违法所得进行认证成为难点。

6. 电脑记录对执法人员现场取证的困扰。

随着信息化的快速发展，很多社会经营者都通过 QQ、微信等进行交易，很多交易记录也以电子文档的形式存放在电脑硬盘中。在纸质交易记录弱化、调查人员在现场取证困难的情况下，能否封存电脑或带走取证，将会对案件取证产生很大的影响。希望有关部门通过完善有关法律法规来拓宽基层卫生监督员取证的方式。

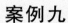

案例九

某分公司销售无卫生许可批件的涉水产品案

【案情介绍】

2017年4月27日，某市卫生监督所在净水器标签标识专项检查中发现一家名为"蓝海源智净水机"的店铺在售的一款标注为"水玲珑"的净水器机身没有任何标签标识，监督员要求工作人员提供该净水器的卫生许可批件，经核实发现工作人员现场提供的卫生许可批件与实际产品不符，故认定该单位销售无卫生许可批件的涉水产品，并进行了立案。

【案件评析】

1. 发现问题

某市卫生监督所在净水器标签标识专项检查中发现"水玲珑"净水器机身没有任何标签标识，调查发现工作人员现场提供的卫生许可批件与实际产品不符。

2. 调查取证

办案人员登录"发证机关网上办事-审批公告已办结事项"这一路径查找到了当事人提供的"粤卫水字[201×]第S147×号"批件的具体信息，包括参数、部件、外观等。外观差异一栏显示"LHYZ-SLL型"的外观是"粉色V式外壳"，现场发现的净水器是金色外壳，批件和产品不符。

3. 法条依据

《生活饮用水卫生监督管理办法》第十二条，生产涉及饮用水卫生安全的产品的单位和个人，必须按规定向政府卫生计生主管部门申请办理产品卫生许可批准文件，取得批准文件后，方可生产和销售。任何单位和个人不得生产、销售、使用无批准文件的前款产品。

《生活饮用水卫生监督管理办法》第二十七条，生产或者销售无卫生许可批准文件的涉及饮用水卫生安全的产品的,县级以上地方人民政府卫生行政部门应当责令改进,并可处以违法所得 3 倍以下的罚款,但最高不超过 30 000 元,或处以 500 元以上 10 000 元以下的罚款。

4. 自由裁量

监督员在现场没有发现台账资料,当事人也拒绝提供,无法计算违法所得,最终按照 500～10 000 元的区间,确定罚款 5 000 元。

5. 处理

(1)违法事实认定。根据一系列证据形成的证据链确认了责任主体是某公司。该案根据相关证据,某公司未取得卫生许可批件销售涉水产品,违反了《生活饮用水卫生监督管理办法》第十二条的规定。违法事实清楚,证据确凿。

(2)违法单位认定。通过现场调查取证及向负责人进行询问,确认违法主体为该涉水产品销售企业。

(3)处罚裁量。本案依据《生活饮用水卫生监督管理办法》第二十七条的规定,给予某公司罚款人民币 5 000 元的行政处罚。

【思考建议】

目前关于涉水产品的法规主要是《传染病防治法》《生活饮用水卫生监督管理办法》及《涉及饮用水卫生安全产品标签说明书管理规范》,其中的处罚条款主要针对涉水产品不符合国家卫生标准规范、生产或者销售无卫生许可批准文件的涉水产品,没有针对无标签标识相关的罚则,因此,监督员发现标识不规范时只能责令其整改,对于违法行为没有威慑力。标签标识是消费者了解产品的重要途径,也是相关部门监管的重要依据。标签标识不规范,易误导消费者,损害消费者权益。《产品质量法》第五十四条规定"产品标识不符合本法第二十七条规定的,责令改正;有包装的产品标识不符合本法第二十七条第(四)项、第(五)项规定,情节严重的,责令停止生产、销售,并处违法生产、销售产品货值金额百分之三十以下的罚款;有违法所得的,并处没收违法所得"。对一般产品的标识不符合规定的,作出了明确的处罚。建议在《生活饮用水卫生监督管理办法》增加关于涉水产品标识的处罚条款,明确违法责任,提高处罚力度,进一步维护消费者合法权益。

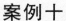

案例十

某公司销售无卫生许可批件的涉水产品案

【案情介绍】

2017 年 3 月中旬，某市卫生监督所对下辖某区学校卫生监督工作进行督查，在督查过程中发现该区有小学可能使用无涉水产品许可批件直饮机的线索。2017 年 3 月 23 日，卫生监督员对其中一所学校进行学生饮水专项检查，发现该学校新安装一款直饮机。虽然该学校有关人员立即向卫生监督员出示了该款直饮机的索证材料，但其机箱内所装滤芯与索证材料上标明的滤芯个数不一致。

【案件评析】

1. 发现问题

2017 年 3 月 23 日，卫生监督员对销售该款直饮机的 A 公司进行监督检查，现场查见了一份该学校所在区政府采购合同复印件，确认该学校新安装的直饮机由 A 公司销售并安装。针对 A 公司涉嫌销售无涉水产品许可批件直饮机的违法行为，市卫计委于 2017 年 3 月 24 日决定受理并立案调查。

2. 调查取证

本案案情复杂，涉及学校众多，办案人员采取多方位取证、逐步推进的方式开展案件调查工作。一是全面仔细地核实所有账本、买卖双方购销合同、票据等材料，收集有力证据。二是及时对相关人员进行询问、对无证产品进行现场拍照、过程摄像等，固定证据。三是去函无证产品所在地卫生监督机构，请求其配合调查涉事企业，同时要求涉事学校及其所在地教育主管部门出具情况说明材料，对证据材料进行了佐证。最终，形成了严密的证据链，确定了当事公司的违法事实。

经调查后确认：该款直饮机为上海 B 公司生产，B 公司取得该款直饮机的卫生许可批件，但 B 公司擅自改变该款直饮机技术参数，将批件核准的 5 组滤芯改为 6 组滤芯，将批件核准制水方式由纳滤改为反渗透。办案人员据此认定该款直饮机为无卫生许可批件的涉水产品。作为销售代理商，A 公司通过政府招投标的方式将该款直饮机销售给该区 24 所小学，作为学生饮水设施。

3. 法条依据

《生活饮用水卫生监督管理办法》第十二条，生产涉及饮用水卫生安全的产品的单位和个人，必须按规定向政府卫生计生主管部门申请办理产品卫生许可批准文件，取得批准文件后，方可生产和销售。任何单位和个人不得生产、销售、使用无批准文件的前款产品。

《生活饮用水卫生监督管理办法》第二十七条，违反本办法规定，生产或者销售无卫生许可批准文件的涉及饮用水卫生安全的产品的，县级以上地方人民政府卫生计生主管部门应当责令改进，并可处以违法所得 3 倍以下的罚款，但最高不超过 30 000 元，或处以 500 元以上 10 000 元以下的罚款。

4. 自由裁量和处罚

本案当事公司违法情节严重，理应依法"顶格"罚款处罚，但现只对当事公司进行了 6 000 元的罚款处罚。因办案人员考虑到，一方面，当事公司已召回了所有无证产品，且对学生的健康未造成危害，消除了可能发生危害的因素；另一方面，涉事公司规模小，负责人身患重病，经济确有困难。这既体现了卫生执法机构严格执法的一面，也体现了在合法前提下的人性化办案的一面。

经合议，决定依据《生活饮用水卫生监督管理办法》第二十七条，给予 A 公司罚款人民币 6 000 元的行政处罚。2017 年 6 月 19 日对 A 公司下达了《行政处罚事先告知书》，在规定期限内该公司未提出陈述和申辩要求，视为放弃陈述和申辩权利。2017 年 6 月 23 日对 A 公司下达了《行政处罚决定书》。该公司于收到《行政处罚决定书》当日履行了行政处罚，缴纳了罚款。本案于 2017 年 9 月 26 日结案。

案件处理中，卫生监管部门责令该公司发布召回公告召回所有无证产品。召回情况由某区教育局书面证明及卫监部门办案人员现场核实。由于该公司只是先开具发票，还没有收款，发票已经作废，因此认定为无违法所得。

【思考建议】

1. 本案是市卫生监督所对下级卫生监督机构学校卫生监督工作督查中发现的案件线索。督查人员发现某学校为学生供水的直饮机上标注有两个卫生许可批件号，立即敏锐地关注到了这一不合常理的现象，比对该款直饮机卫生许可批件核准参数与实际参数的差异，发现了案源，有一定的借鉴意义。本案涉及学校，比较特殊，从案件涉及面来说较为新颖。虽然本案罚款金额不高，但本案涉及某区 24 所学校上万名学生的饮水安全，涉及范围广泛，具有较大的社会影响，从这个意义上来说可以定性为重大案件。本案的办理结合了生活饮用水和学校卫生监督两个方面，对于加强学校卫生管理具有极大的启发，也对卫生监督员在学校卫生的监督能力提出了更高的要求。综合执法，卫生监管各个条线的交叉重合，将是今后卫生监管部门不可避免要面对的新的课题，也需要我们在今后的案件办理中不断摸索方法，不断总结规律，并逐步归纳形成一个有效的监督模式。而且本案的办理得到了教育部门的重视，促进了卫生监管部门和教育部门的紧密合作，共同联合加强对于学校卫生的监管，开拓了新的卫生监管模式。

2. 目前，市场上存在的销售无证净水机的现象主要有三种：一是一证多用，二是边申请许可边销售，三是直接无证或套证销售。一些企业，由于技术和生产设施不足等原因，往往不能自己生产产品，而是委托其他企业生产产品，通过社会上的保健用品推销公司或采用上门直接安装、不收机器费用、只收维护费用的方式推销给老年居民。因此，对无证或套证企业要加大打击力度，使其失去生存空间。

3. 依据《生活饮用水卫生监督管理办法》第二十七条，虽然卫生监管部门可以责令违法单位或个人改进，但是对于无证产品的处理却没有作出明确规定。在本案中，无证涉水产品被售往 24 所学校，如果该公司拒不执行召回或只是召回部分产品，那对于学生的饮水安全将会是极大的威胁。因此，建议《生活饮用水卫生监督管理办法》对无证涉水产品的处理作出明确的规定。

本案的最大收获：一是开创了召回无证涉水产品的个案先例；二是促进了政府、卫生行政部门、教育主管部门及涉事学校达成加强学校安全饮水的管理共识。本案也有一定的缺陷：一是由于执法资源有限，办案人员未对涉事 24 所学校进行全面调查，只是选择了其中 3 所学校进行了调查，调查工作不够全面、深入;二是由于法条限制,无法对涉事学校进行立案处理。

4. 本案的违法所得认定还存在一定的争议。虽然该公司与某区教育局签订了合同并开具了发票,但是卫监部门办案人员对其中 3 所学校进行现场核实以及某区教育局出具的情况说明证实,该公司虽然开具了发票,但是没有收到货款(经由卫监部门办案人员的介入调查),而且发票已经作废,所以认定为无违法所得。

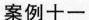

案例十一

某公司销售无卫生许可批件的
涉及饮用水卫生安全产品（化学处理剂）案

【案情介绍】

2014年3月6日，某市卫生监督所接到举报，某县水务公司使用A公司提供的饮用水处理剂氯化铝无卫生许可批件。经卫生监督人员现场调查，某县水务公司有新、老两个厂区，从事集中式供水。老厂区使用固体饮用水处理剂聚合氯化铝进行水质处理，在加矾间发现约4吨水务公司所称的固体饮用水处理剂聚合氯化铝，该物品外包装无生产企业厂名、厂址、卫生许可批件号。新厂区使用液体饮用水处理剂聚合氯化铝进行水质处理。水务公司提供了两个涉水产品卫生许可批件，自称固体氯化铝为B公司生产，液体氯化铝为A公司生产。

【案件评析】

1. 发现问题和调查取证

A公司和某县水务公司签订合同，合同显示销售给县水务公司的固体和液体两种饮用水处理剂聚合氯化铝均为××牌，A公司提供了B公司企业法人营业执照（副本）复印件、B公司生产的××牌聚氯化铝（固体）的河南省卫生厅涉及饮用水卫生安全产品的卫生许可批件。A公司最终不能提供与B公司的供货合同，不能提供进货凭证，销售给县水务公司的外包装无生产企业的厂名、厂址、卫生许可批件号的固体聚氯化铝不能提供和B公司有关的证明文件，但声称是B公司产品。2014年3月25日，某市卫生监督员在B公司所在市卫生监督所协助下赴B公司就A公司提供的情况进行核实，该公司证明与A公司没有销货业务。

2014年5月7日，A公司向某市卫监部门提供××牌聚氯化铝（固体）的卫生许可批件、C公司聚氯化铝销售发票一份以及C公司证明一份，声称销售给水务公司的固体聚氯化铝为 C 公司产品,该产品包装为中性包装,属厂与厂互相协作制造所需,发货日期为 2014 年 2 月 12 日。A 公司说明之前提供的××牌液体产品的证明材料是代购单位操作失误,是另一批产品。2014 年 5 月 28 日,卫生监督员在 C 公司所在市卫生监督所协助下,赴 C 公司就 A 公司提供的情况进行核实,C 公司总经理路某(只接受录音询问)说明该公司没有直接供货给 A 公司聚氯化铝(固体),该公司销售的涉及饮用水用聚氯化铝都用专用包装,不使用无中文标识的中性包装,2014 年 5 月 5 日没有向任何单位出具有关聚氯化铝销售内容的证明。

A 公司法定代表人朱某说明,销售给水务公司的液体聚氯化铝为该公司将 C 公司产品固体聚氯化铝溶解稀释成液体产品。经核实,该公司向水务公司提供的"江苏省卫生厅涉及饮用水卫生安全产品卫生许可批件(液体)"无原件,经江苏省卫生厅卫生许可查询,该复印件"有效期 2009 年 3 月 30 日至 2014 年 3 月 29 日"为人为修改,系伪造。A 公司无液体聚氯化铝卫生许可批件,生产的饮用水处理剂为无证产品。

2. 法条依据

《生活饮用水卫生监督管理办法》第十二条,生产涉及饮用水卫生安全的产品的单位和个人,必须按规定向政府卫生计生主管部门申请办理产品卫生许可批准文件,取得批准文件后,方可生产和销售。任何单位和个人不得生产、销售、使用无批准文件的前款产品。

《生活饮用水卫生监督管理办法》第二十七条,生产或者销售无卫生许可批准文件的涉及饮用水卫生安全的产品的,县级以上地方人民政府卫生计生主管部门应当责令改进,并可处以违法所得 3 倍以下的罚款,但最高不超过 30 000 元,或处以 500 元以上 10 000 元以下的罚款。

3. 自由裁量和处罚

依据《生活饮用水卫生监督管理办法》第二十七条的规定,依照《某市卫生局行政处罚自由裁量基准(2012 版)》(JSO80000WS-CF-0031)规定的裁量基准,决定对 A 公司的违法行为责令改进,并处人民币 26 000 元的罚款。

【思考建议】

该案案情复杂,办案时间长、难度大,监督员按照法定程序围绕涉及的相关单位和个人,开展深入调查,办理过程中还涉及跨省办案,证据收集充分,相关证据关联性强，环环相扣，形成证据链，违法事实认定清楚，应当给予充分肯定。但是，也有些问题值得商榷：

1. 根据《行政处罚法》第四十二条"行政机关作出责令停产停业、吊销许可证或者执照、较大数额罚款等行政处罚决定之前，应当告知当事人有要求举行听证的权利；当事人要求听证的，行政机关应当组织听证。当事人不承担行政机关组织听证的费用"的规定，本案涉及的金额较大，适合用听证程序而非一般程序。

2. 该案所涉及无卫生许可批件的固体聚合氯化铝是由哪家企业生产的因当事单位不配合而没有调查清楚，C公司没有直接供货给A公司并不代表不是C公司的产品，该案也没提及C公司是否有该产品的涉水产品卫生许可批件。当事单位采购其他企业的固体聚合氯化铝自行稀释成液体聚合氯化铝涉嫌生产无卫生许可批件涉水产品。

3. 违法所得调查仅仅查了涉及本案的水务公司，没说明是否还有其他销售情况。

4. 根据《生活饮用水卫生监督管理办法》第二十七条的规定，本案违法所得已超出处罚额度上限，应当按照上限30 000元处罚。

5. 由于《生活饮用水卫生监督管理办法》中没有明确对无卫生许可批件的产品处理的规定，只能让企业自行处理，尤其是已经销售给水务公司的产品没责令召回和无害化处理，缺乏强制力。

6. 该案当事单位多次提供虚假材料，不配合调查，行为恶劣，并涉嫌伪造涉水产品卫生许可批件的行为，根据《治安管理处罚法》第五十二条或《刑法》第二百八十条可移交相关部门，追究相关人员刑事责任。

案例十二

网络销售无卫生许可批件涉水产品案

【案情介绍】

通过网络监测发现某市 A 公司在网络上销售未取得涉及饮用水卫生安全产品卫生许可批件的某牌前置过滤器和反冲洗前置过滤器。某卫健委监督员通过对该公司调查了解到 A 公司无实体经营店，仅在网络平台销售，其所销售的某牌滤芯产品均为 B 公司所生产，B 公司也在其管辖区域内。某卫健委对 B 公司进行了监督检查，发现该公司为一家专业从事滤芯制作的生产企业，生产销售三种滤芯，即工业用滤芯、生活用滤芯、洗衣机用滤芯，均销往国外。A、B 公司均未能提供涉及饮用水卫生安全产品的卫生许可批件。随着调查的进一步深入，发现两家公司实为一个经营人，B 公司之前生产的滤芯全部销往国外，为拓展国内市场遂成立 A 公司，在国内网络销售平台建立电子商铺销售 B 公司所生产的涉水产品。

【案件评析】

1. 发现问题和调查取证

该案件由销售终端一路追踪至生产企业，涉及生产、销售。违法主体认定明确。两家公司虽为同一个实际经营人，但它们有独立的法人资格，都有各自的营业执照，A 公司的营业执照经营者为实际经营人的爱人，B 公司的营业执照经营者为实际经营人的父亲。A、B 公司虽为一家人所经营，但都具有独立的主体资格。因此，对这两家公司进行了分别立案，共同调查，分别处罚。

A 公司在国内网络平台销售无卫生许可批件的某牌前置过滤器和反冲洗前置过滤器，其行为违反了《生活饮用水监督管理办法》的第十二条规定。而 B 公司所生产的产品基本销往国外，且销售的滤芯有多种用途，并非全部为涉水产品。厂区工作人员不能解释清楚各个产品的用途，实际经营人也旅居国外，与其电话沟通，一直拖延。后在多种措施介入的情况下，B 公司授权委托相关人员至某卫健委，提供了该公司相关产品的种类及销售清单，其中生活用滤芯为涉水产品，需要取得涉水产品卫生许可批件方可生产、销售。因此，某卫健委认定 B 公司生产、销售无卫生许可批件的涉水产品，其行为同样违反了《生活饮用水监督管理办法》第十二条的规定。

2. 法条依据

《生活饮用水监督管理办法》第十二条，生产涉及饮用水卫生安全的产品的单位和个人，必须按规定向政府卫生计生主管部门申请办理产品卫生许可批准文件，取得批准文件后，方可生产和销售。任何单位和个人不得生产、销售、使用无批准文件的前款产品。

《生活饮用水卫生监督管理办法》第二十七条，生产或者销售无卫生许可批准文件的涉及饮用水卫生安全的产品的，县级以上地方人民政府卫生计生主管部门应当责令改进，并可处以违法所得 3 倍以下的罚款，但最高不超过 30 000元，或处以 500 元以上 10 000 元以下的罚款。

3. 自由裁量和处罚

依据《生活饮用水卫生监督管理办法》第二十七条规定，此条款中有两种行政处罚的幅度设置，但未作具体的明确。根据某卫健委《2017 年度关于修订〈生活饮用水卫生监督管理办法〉卫生行政处罚自由裁量权实施细则的通知》规定，对两种行政处罚幅度分别设定为有违法所得和无违法所得的行政处罚依据。A公司在网络平台自行刷单销售，未能查到违法所得，依据《生活饮用水监督管理办法》第二十七条对 A 公司处以 1 000 元的行政处罚。根据销售记录，B 公司共计销售涉水产品收入 6 890.46 元，依据《生活饮用水监督管理办法》第二十七条对 B 公司处以违法所得 2 倍的行政处罚，罚款人民币 13 780.92 元。

【思考建议】

该案件是网络销售＋线下销售案件。网络销售案件具有隐蔽性、产品信息不全、更改信息简单、操作容易等特点，在调查取证时会存在一定的困难，特别是在固定违法行为、查明违法所得、明确违法主体相关信息等方面。通过此类案件的查处，我们认为涉水产品的监管应在完善法律法规、建立产品信息共享等方面进行强化,才能确保新时代下人民群众的饮水安全。

1. 完善法律法规

目前,调整涉水产品的法律法规有《传染病防治法》和《生活饮用水监督管理办法》,《传染病防治法》第七十三条罚则中"导致或者可能导致传染病传播、流行的"类似一种结果论的行政处罚,对日常监管工作的支持效果不明显。而有人提出涉水产品属于《国务院关于加强食品等产品安全监督管理的特别规定》(以下简称《特别规定》)调整的范围。《特别规定》第二条"本规定所称产品除食品外,还包括食用农产品、药品等与人体健康和生命安全有关的产品"。从涉水产品的本质来看,其安全性与人体健康和生命安全是息息相关的,符合《特别规定》的本意,且该规定处罚力度大,对违法行为的威慑力强,对违法分子能起到很好的震慑作用。目前有些地区和部门对《特别规定》进行了相应的解释,但卫生部门对涉水产品是否适用《特别规定》还未作出说明。目前,学校、机场、火车站以及餐饮单位等人员密集型场所都安装有净水设施。《生活饮用水监督管理办法》第十二条规定"任何单位和个人不得生产、销售、使用无批准文件的前款产品"。而《生活饮用水监督管理办法》第二十七条仅对违反本办法规定的生产或者销售的单位和个人提出了惩处措施,对使用无卫生许可批件的涉水产品的单位和个人无相应的法律约束,造成大量无卫生许可批件的涉水产品进入市场,为监管带来一定的难度。

2. 转变监管理念

该案件为互联网销售,是时下热门的一种销售方式,销售方式隐蔽,检查难度较大,提示我们以后的监管方向不光在线下还要转到线上,实现"互联网＋监管"模式。在交易记录和金额无法准确取得时,可以与市场监管、公安、海关等部门联合,查实流水清单、报关单等证据,以此认定违法所得和违法产品去向以及是否存在违反其他法律法规的行为。

根据分类目录,涉水产品共分为6类:输配水设备、防护材料、水处理材料、化学处理剂、水质处理器以及与饮用水接触的新材料和新化学物质。我们日常监管接触较多的基本是饮水机、净水机、净水滤芯、消毒及消毒设施等供水末端环节,而一些管材、管件、护料、水处理材料、化学处理剂等是我们监管的相对盲区,有一些管材、管件、防护材料安装结束后监管难度较大,因此我们的监管需要前移,从源头抓起,对生产企业从严监管,坚决打击违法行为。

3．建立信息共享

涉水产品品种繁杂，日常监管中需要销售单位提供相关产品的卫生许可批件，而企业一般提供传真件或照片，无法辨别批件是否和原件一致，且企业生产的同一类产品会存在外形相似、型号不同。建议参照药品审批建立全国涉水产品卫生许可批件查阅平台，既便于执法人员在日常监管中进行产品对照，也方便消费者查询欲购产品是否为正规合格产品。

案例十三

某专卖店销售无卫生许可批件的
涉及饮用水卫生安全的产品(水质处理器)案

【案情介绍】

2018 年 6 月 26 日,某委卫生行政执法人员在管某某经营的某专卖店现场检查时,发现该店陈列的某品牌两款净水器的机身标签均未标注卫生许可批件号,管某某现场未能提供查见的两款净水器的卫生许可批件。

【案件评析】

1. 发现问题和调查取证

卫生监督员现场查见销售净水器一台的收据存根 1 份。行政执法人员当场拍照取证,并要求管某某限期提供查见的两款净水器的卫生许可批件。管某某在限期内未能提供卫生许可批件,行政执法人员对管某某制作询问笔录。经调查认定,管某某销售无卫生许可批件的净水器 1 台,销售金额 1200 元。管某某未能提供进货正式票据,产品进价无法确认。

2. 法条依据

《生活饮用水卫生监督管理办法》第十二条,生产涉及饮用水卫生安全的产品的单位和个人,必须按规定向政府卫生计生主管部门申请办理产品卫生许可批准文件,取得批准文件后,方可生产和销售。任何单位和个人不得生产、销售、使用无批准文件的前款产品。

《生活饮用水卫生监督管理办法》第二十七条,生产或者销售无卫生许可批准文件的涉及饮用水卫生安全的产品的,县级以上地方人民政府卫生计生主管部门应当责令改进,并可处以违法所得 3 倍以下的罚款,但最高不超过 30 000元,或处以 500 元以上 10 000 元以下的罚款。

3. 自由裁量和处罚

经集体合议并按程序审批,决定对管某某销售无卫生许可批件的涉及饮用水卫生安全的产品(水质处理器)的行为作出罚款人民币 2 000 元的行政处罚,同时责令其立即改正销售无卫生许可批件的涉及饮用水卫生安全的产品的行为。

【思考建议】

1. 关于违法所得

《生活饮用水卫生监督管理办法》未就"违法所得"作出明确解释,违法所得是按销售商品的全部收入还是按违法销售商品的销售收入扣除所售商品的购进价款计算获利,没有法定依据。如果按销售商品的全部收入认定,可能会受到当事人的质疑。如果按销售商品的销售收入扣除所售商品的购进价款计算获利,当事人仅提供了销售收据,不能提供进货正式票据,违法所得也不能确认。建议相关法律法规对涉水产品的"违法所得"的定义和认定予以明确。

2. 关于违法产品处理

《生活饮用水卫生监督管理办法》对于本案中已经销售和剩余的无卫生许可批件的涉水产品如何处理,没有明确的规定。目前,一般的做法是督促经营单位自行回收或处理,并没有法律强制力。因此,建议通过制定有关规范对此类违法产品的处理作出明确规定。本案对管某某的违法行为,卫生行政执法人员没有一罚了之,而是对整改情况及时进行跟踪。本案当事人积极配合,及时将没有卫生许可批件的净水器产品下架,改换销售持有有效卫生许可批件的净水器。

3. 关于涉水产品的源头管理

现场检查过程中,有经营单位向行政执法人员提问,这些不合格净水器为什么会进入市场？生产厂家由谁监管？因此,净水器生产企业的监管应作为涉水产品卫生监督检查工作的重点,卫生监督部门应加大监督检查和行政处罚力度,从源头上遏制假冒伪劣产品流入市场。同时应将违法产品信息及时通报生产企业所在地卫生监督部门。

4. 关于涉水产品卫生知识宣传普及

检查发现,消费者、经营单位对涉水产品卫生安全知识普遍缺乏。卫生监督部门应结合典型案例,充分利用电视、报纸、自媒体等手段,广泛开展涉水产品卫生安全知识宣传教育。

案例十四

某公司销售无卫生许可批件的
涉及饮用水卫生安全产品案

【案情介绍】

2017年3月28日某市卫计委卫生监督员对某中学进行日常监督检查时，发现该校正在使用印有"××净水科技有限公司"的净水设备和管材管件组成的净水系统从事管道分质供水活动。该校当场不能出示该供水设备有效的涉及饮用水卫生安全产品的卫生许可批件。

【案件评析】

1. 发现问题和调查取证

卫生监督员现场进行拍照和录像取证，当场出具了现场笔录和卫生监督意见书。某市某公司提供了"××牌 SBZ-NF-50 型"中央净水设备的涉及饮用水卫生安全产品批件。批件文号（A）卫水字（2012）第××××号，经我机关确认为无效批件。某市某公司又提供了 B 省某市某公司设备名称为"××牌 HY-RO-1 000 型"纯净水设备产品卫生许可批件。批件文号（B）卫水字（2012）第××××号，经我机关确认为无效批件。经调查，某市某公司安装在某市某中学的净水设备是借助"××净水科技有限公司"来进行宣传。其实这套设备是从安徽省某公司采购的。

针对现场收集的证据及对某校授权委托人李某、某公司授权委托人马某的相关询问笔录，经合议认为某公司向某中学销售的管道直饮水净水设备，未取得有效的涉及饮用水卫生安全产品的卫生许可批件。

2. 法条依据

《生活饮用水卫生监督管理办法》第十二条，生产涉及饮用水卫生安全的产品的单位和个人，必须按规定向政府卫生计生主管部门申请办理产品卫生许可批准文件，取得批准文件后，方可生产和销售。任何单位和个人不得生产、销售、使用无批准文件的前款产品。

《生活饮用水卫生监督管理办法》第二十七条，生产或者销售无卫生许可批准文件的涉及饮用水卫生安全的产品的，县级以上地方人民政府卫生计生主管部门应当责令改进，并可处以违法所得3倍以下的罚款，但最高不超过30 000元，或处以500元以上10 000元以下的罚款。

3. 自由裁量和处罚

对其处10 000元整的行政处罚，并责令其改正违法行为。当事人于2017年6月18日完全履行行政处罚，2017年6月20日，本案结案。

【思考建议】

本案看似一起普通的由学校日常监督检查发现的销售无卫生许可批件的涉及饮用水卫生安全的产品案，但该案件的办理对于涉水产品卫生监督管理中常见问题的处置有普遍指导意义，尤其是对市场上销售企业借着"租赁"的名义实施销售行为的定性有着指导性的意义。

1. 涉水产品的标签说明书。

该公司提供给某中学的净水设备上标签说明书不规范、不完整，给我们卫生监督人员的取证带来了很大的困难。产品标签说明书的有无是体现产品是否属于涉水产品的关键因素，涉水产品标签说明书是属于涉水产品的"身份证"。但目前关于涉水产品标签说明书的相关法律法规只有《涉及饮用水卫生安全产品标签说明书管理规范》，对于涉水产品标签说明书不符合规范的并没有相应的惩处措施。这给我们卫生监管部门的监督管理带来了很大的难度，给不法企业带来了可乘之机。建议进一步完善涉水产品标签说明书的相关法律法规，加强卫生监管。

2. 销售行为的定性。

在案件的办理过程中，某公司的授权委托人认为他们在某中学安装的管道直饮水净水设备的行为并不是属于销售行为，因此辩称他们并没有违反《生活饮用水卫生监督管理办法》的规定。目前涉水产品市场上存在大量销售商给顾客提供免费机器，但是通过收取机器的安装、维修等费用回收设备成本和赚取利润。经我机关合议，某公司虽未直接向某中学收取直饮水设备费用，但是通过长期收取学生费用回收设备成本和赚取利润。该公司凭借着"租赁"的名义，实质上实施销售行为。

3. 违法所得认定不清时的处置。

涉水产品案件的处罚过程中,违法所得的认定是一大难点。当违法所得认定不清楚的时候,我们在实际处理过程中多数是按照无违法所得进行处理,依据《生活饮用水卫生监督管理办法》第二十七条规定处以 500 元以上 10 000 元以下的罚款。但是我机关认为对于违法所得认定不清但是数额较大(超过 10 000 元)的时候,我们也可以依据《生活饮用水卫生监督管理办法》第二十七条规定处以违法所得 3 倍以下的罚款,但最高不超过 30 000 元。

4. 加强对企业的普法宣传。

涉水产品的应用范围较广,各级卫生机构应加强卫生监督,加强对涉水产品企业的法律法规宣传,特别是针对产品标签说明书的不规范等问题。利用媒体开展多种形式的宣传活动,加强企业的守法意识,从根源上减少违法行为的产生。

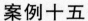

案例十五

某公司未取得有效卫生许可批件生产涉水产品案

【案情介绍】

A省A市卫计委监督员于2018年4月12日在对辖区内A公司进行"双随机"抽查过程中发现该企业厂区左侧生产车间内正在生产涉及饮用水卫生安全产品输配水设备PE管材，现场见口径20～630 mm的成品管材120吨。车间内存放的各管材外标签显示内容产品名称为××牌给水用聚乙烯（PE）管材，产品卫生许可批准文号B卫水字（2017）第××××号，生产企业名称B省B市塑料制品有限公司（以下简称B公司），地址B省B市B区×××路×××弄××号。现场未出示××牌给水用聚乙烯（PE）管材卫生许可批件。

【案件评析】

1. 发现问题和调查取证

卫生监督员对A公司所生产的××牌给水用聚乙烯（PE）管材予以监督抽检，样品送当地市疾控中心检测。经查实，该公司自2018年3月1日起受B公司委托生产××牌PE给水管材198吨，原料由B公司提供，成品由B公司回收，品牌使用B公司品牌，A公司收取代加工费。A公司和B公司均未在A公司生产地所属省级部门取得与之相符的××牌给水用聚乙烯（PE）管材卫生许可批件（委托生产）。执法人员获取A公司生产厂长、生产车间主任、财务科负责人询问笔录，以及产品外标签、生产日报表、PE原料入库单、加工费收据（人民币257 000元）、发货清单等相关证据资料。

2018年4月25日A市卫监所向B省B市卫计委监督所发出案件协助调查函。2018年5月30日B省B市卫计委监督所复函，对B公司委托A公司无证生产涉水管材相关案情予以确认，并对B公司予以同步立案处罚。2018年5月8日根据市疾控中心检测报告显示所抽样品检测结果为合格。

执法人员在"双随机"抽查中及时发现问题,对违法活动发生现场通过执法记录仪进行全程录像。注重全面收集固定证据,对所收集的产品外标签、生产日报表、PE 原料入库单、加工费收据(人民币 257 000 元)、发货清单等相关证据资料全部经由该公司负责人签字确认。

2. 法条依据

《生活饮用水卫生监督管理办法》第十二条,生产涉及饮用水卫生安全的产品的单位和个人,必须按规定向政府卫生计生主管部门申请办理产品卫生许可批准文件,取得批准文件后,方可生产和销售。任何单位和个人不得生产、销售、使用无批准文件的前款产品。

《生活饮用水卫生监督管理办法》第二十七条,生产或者销售无卫生许可批准文件的涉及饮用水卫生安全的产品的,县级以上地方人民政府卫生计生主管部门应当责令改进,并可处以违法所得 3 倍以下的罚款,但最高不超过 30 000元,或处以 500 元以上 10 000 元以下的罚款。

3. 自由裁量和处罚

依据《生活饮用水卫生监督管理办法》第二十七条和某市卫计委制定的《卫生计生行政处罚自由裁量基准指导意见(试行)》的规定,经合议给予 A 公司罚款人民币 30 000 元的行政处罚,并责令立即改正。

2018 年 6 月 28 日 A 省 A 市卫计委向 A 公司发放行政处罚事先告知书,A公司放弃陈述与申辩及放弃听证权利,自愿履行行政处罚。A 省 A 市卫计委于2018 年 7 月 16 日正式下达行政处罚决定书,A 公司自觉并完全履行行政处罚。

【思考建议】

随着我国法治建设的不断完善,对生活饮用水的卫生监管必须逐步走向法治化、制度化、规范化的管理轨道。但目前饮用水卫生监督存在一些急需解决的问题,有必要对这些主要问题加以分析并探讨解决对策。

1. 违法主体认定准确,注重惩处实效。

在本案中 A 公司与 B 公司作为无证生产这一违法行为共同实施者,均应承担相关的法律责任。根据涉水产品卫生许可批件的格式条款规定,许可批件上有申请企业和实际生产企业,地址上也有申请企业地址和实际生产企业地址。批件仅对批件上所注明的申请企业和生产企业以及地址有效,超过许可批件批准范围的生产、销售行为均为违法。因此,实际生产企业的主体与实际生产企业地址与批件的有效性有着直接的关系。作为 A 企业在 A 市内直接生产 B 公司品牌的产品，且没有取得有效的卫生批件，故应该认定为无证生产行为。虽是委托生产但是委托也是生产的一种方式，应对违法行为承担法律后果。故该案经法制部门审核后最终予以实施。

2. 生活饮用水卫生监督法律法规体系不完善。

卫生行政部门目前主要依据《传染病防治法》和《生活饮用水监督管理办法》履行监管职责。但《传染病防治法》虽然对饮用水卫生进行了明确规定，但其规定仅是从传染病防治的角度做出的，主要是防治介水传染病的传播和流行，没有涉及饮用水卫生监督管理的其他方面。《生活饮用水卫生监督管理办法》是目前作为处理涉水产品违法违规行为的最主要依据，但其作为卫生部、建设部制定的一部行政规章，制定年代较早，可操作性差。

就本案而言，《生活饮用水监督管理办法》对未取得卫生许可批件生产、销售涉水产品的行为在行政处罚方面规定比较明确。依照《生活饮用水监督管理办法》第二十七条的规定"违反本办法规定，生产或者销售无卫生许可批准文件的涉及饮用水卫生安全的产品的，县级以上地方人民政府卫生计生主管部门应当责令改进，并可处以违法所得 3 倍以下的罚款，但最高不超过 30 000 元，或处以 500 元以上 10 000 元下的罚款"。该案中 A 公司仅 1 个月的违法所得即为 25.7 万元，但依照《生活饮用水监督管理办法》却仅能给予最高不超过 30 000 元的行政处罚，这对无证生产、销售涉水产品的违法行为所作行政处罚金额明显过轻，对违法行为的惩戒力度不够，法律的威慑力偏低，无法起到震慑作用。

此外《生活饮用水监督管理办法》在对违法生产的产品及违法所得的追缴及后续处置上存在空白。在本案中，A 公司处于一个受委托代加工的地位，故其对受委托代加工所生产的成品给水用聚乙烯（PE）管材不具有所有权，该批产品的所有权归 B 公司所拥有。同时，市疾控中心检测报告显示现场所抽取的给水用聚乙烯（PE）管材样品检测结果为合格，而 B 省 B 市卫计委监督所的复函显示当地已对 B 公司予以立案处罚，故在本案中未涉及对该批违法生产给水用聚乙烯（PE）管材的后续处置。但必须指出的是，在本案中正是由于存在 A 公司对这批违法生产的给水用聚乙烯（PE）管材不具有所有权，且抽检样品依据检测结果显示为合格这两个关键因素，才使得监督员在选择使用《生活饮用水监督管理办法》还是《特别规定》予以行政处罚的过程中，选择了《生活饮用水监督管理办法》。但如果检测结果显示为不合格，则再使用《生活饮用水监督管理办法》予以处罚则与立法的宗旨不相符，且对当事企业的处罚明显过轻。

3. 应进一步加大对相关法律法规及规范要求的宣传力度。

从本案来看,两个涉事企业其本身均是领取有效卫生许可批件的合法生产企业,其无证生产、销售行为从整个案件调查过程所了解的情况来看,属非主观故意。主要原因还是在于对法律、法规及规章在理解上存在偏差,这在某种程度上体现了生活饮用水相关法律法规及规范要求的宣传深度和广度方面的不足。同时也体现了企业负责人片面追求经济效益,对法律的学习不够透彻,只是为了学习而学习,并没有学到"心"里,只知其然而不知其所以然。因此,这也就要求各级卫生计生部门有必要进一步加大相关法律法规的宣传工作力度,拓展宣传工作的涉及面,创新宣传工作方式,从而使得守法成为企业和经营者的自觉行为。

案例十六

一起销售未取得涉及饮用水卫生安全产品卫生许可批件的涉水产品案

【案情介绍】

2017 年 5 月 25 日，卫生监督员对 A 区 A 商行进行现场检查时发现一台某品牌的净水器在店中央货架展示销售，且店内有两名销售人员正在营业。机器标签上标注型号为"××品牌 HR 反渗透纯水机"，生产厂家为 B 市 B 公司。该单位现场未能出示上述净水器的涉水产品卫生许可批件，监督员随即开展了进一步调查。

【案件评析】

1. 发现问题和调查取证

为进一步确认该净水器批件取得情况，2017 年 6 月 5 日，我局监督员通过 B 省人民政府网站提交了政府信息公开的网上申请，申请公开 B 市 B 公司生产的"××品牌 HR 反渗透纯水机"是否取得了卫生许可批件。2017 年 6 月 21 日，我局监督员收到了 B 省卫生和计划生育委员会的回复，告知书中明确上述型号净水器未取得 B 省涉水产品卫生许可批件。通过对销售方 A 区 A 商行的询问调查，确认了上述型号的净水器是 1 个月前上架销售的，设备是从 B 省 B 市 B 公司直接进货并销售的，中间没有其他经销商。

2. 法条依据

《生活饮用水卫生监督管理办法》第十二条，生产涉及饮用水卫生安全的产品的单位和个人，必须按规定向政府卫生计生主管部门申请办理产品卫生许可批准文件，取得批准文件后，方可生产和销售。任何单位和个人不得生产、销售、使用无批准文件的前款产品。

《生活饮用水卫生监督管理办法》第二十七条,生产或者销售无卫生许可批准文件的涉及饮用水卫生安全的产品的,县级以上地方人民政府卫生计生主管部门应当责令改进,并可处以违法所得 3 倍以下的罚款,但最高不超过 30 000元,或处以 500 元以上 10 000 元以下的罚款。

3. 自由裁量和处罚

依法给予行政处罚,罚款人民币 3 350 元整,并要求该单位不得销售无批件涉水产品。同时,根据规定将 B 市 B 公司生产、销售无批件涉水产品的行为反馈给当地卫生计生行政部门用于协查。

【思考建议】

1. 本案中涉水产品销售方直接不能提供批件。查处此类案件时,注意在固定销售行为证据后,需要进一步向源头追踪调查,可以向当地卫生计生行政部门发函协查,也可以向生产厂家发函确认,取得回复后方能认定产品是否取得批件。本案采取通过 B 省政府信息网站上的申请信息公开功能来向相关部门提出公开上述净水器批件取得情况信息的申请,相对于书面发函协查,方便快捷、省时省力,保障了回复时效,确保了回复的证据力。但缺点是如果是执法人员个人申请,会导致执法主体有些模糊,难以形成证据链。故以后如果运用此类批件核查方法,可考虑以卫生行政部门名义申请。此外,这种申请公开的方式运用于此类调查执法工作可能没有协查函正式。

2. 对无批件净水器销售行为的定性。只有机器卖出去了才是有销售行为吗? 在刚开始的调查过程中,销售方称该无批件净水器是新品牌,仅供展示,没有顾客购买过,也没有销售记录,那么是否就证明销售方没有销售行为呢? 首先该单位营业执照明确其经营范围为净水设备、空气净化器等产品的零售,证明其是一家对外销售净水设备的经营性场所;其次,监督员对该单位检查时,上述净水器被摆放在经营场所中央的展台上,其展示环境与周围其他正在销售的净水设备并无区别,机器周围有醒目的推销广告且并未发现有"仅供展示"的说明字样。所以对于销售方的说法不予采纳,办案人员对现场环境及机器销售展示状态进行拍照取证,并对执法全过程进行记录。在诸多事实面前,当事人并未能提供有效证据证明其店内上述产品"仅供展示",在后续的询问调查中也承认了其销售行为,为本案最终固定销售行为提供了关键证据。因为销售行为是一种持续动态的过程，违法所得只是销售行为产生的一种结果，没有顾客购买只能证明其销售行为没有产生违法所得，所以两者并不能等同。

3. 在后续处理中，执法人员对于查到的相关产品只要求不得销售，但是对于已经销售的，或者库存的机器的处理缺乏法律依据，这就很难保证库存机器最终不会流向消费者，已售机器也只能继续使用，使得执法的社会效益降低。

案例十七

某专卖店销售无卫生许可批件的涉水产品案

【案情介绍】

　　某区卫生监督所监督员对某家居集成灶专卖店进行监督检查发现该店所销售的型号为 MDUF-115 的××牌净水器现场未能提供经省级人民政府卫生主管部门颁发的卫生许可批准文件。

【案件评析】

1. 发现问题和调查取证

　　卫生监督员通过对该店负责人步某某的询问调查得知该店的营业执照正在办理中,所销售的型号为 MDUF-115 的××牌净水器未取得卫生许可批件。且此款净水器为××水槽配套赠送产品,不单独销售,也没有单独的售价。当日,步某某还向我所提供了其本人的居民身份证复印件、某集团《租赁合同》复印件以及《转让协议》复印件各 1 份。

2. 法条依据

　　《生活饮用水卫生监督管理办法》第十二条,任何单位和个人不得生产、销售、使用无批准文件的前款产品。

　　《生活饮用水卫生监督管理办法》第二十七条,生产或者销售无卫生许可批准文件的涉及饮用水卫生安全的产品的,县级以上地方人民政府卫生计生主管部门应当责令改进,并可处以违法所得 3 倍以下的罚款,但最高不超过 30 000元,或处以 500 元以上 10 000 元以下的罚款。

3. 自由裁量和处罚

　　依据《生活饮用水卫生监督管理办法》第二十七条的规定,责令步某某立即改正,并给予罚款人民币 3 000 元的行政处罚。步某某自觉履行了该处罚。

【思考建议】

1. 违法主体的认定。

该案发生时，当事人步某某未办理营业执照，与某集团是承租关系的却是周某某，周某某与步某某之间有一份《转让协议》，违法主体出现了三个相关主体，我所最后认定违法主体是步某某。理由有三：一是当事人步某某主动陈述自己为经营者，二是周某某与某集团的租赁合同中明确规定了经营行为中的一切法律责任由承租人承担，三是周某某与步某某之间的《转让协议》中清楚描述了在该地点的经营行为由步某某负责。

2. 赠品是否属于销售行为。

根据《合同法》的相关规定，只有经营者在有证据证明赠品价值属于商品利润而非属于成本时，才可认定其为赠品，否则则认定其等同于产品，并且应当承担与产品同等的法律责任。所以在本案中，净水器名为赠品，实则应为当事人销售的产品，应当属于销售行为。

3. 违法所得认定。

虽然本案中净水器与水槽为捆绑销售，但显然净水器不是水槽的必需组成部分，所以应当认定销售所得包含水槽和净水器两个产品的货值，且根据市场行情，水槽的货值在销售所得中占比不低，笼统地将销售所得都认定为违法所得有失公平。综上，应当认定无违法所得较为合适。

4. 无批件的认定。

案卷中对净水器是否具有批件的认定仅采信了当事人证词，建议可以发函至某市卫生监督所请求协查或对生产厂家进行询问来进一步固证，这样证据更为充分。

案例十八

某公司销售无卫生许可批件的涉水产品案

【案情介绍】

2017年12月21日,区计委卫生监督员对某进口产品专销公司进行日常卫生监督检查,在检查中发现该公司一层北区百货货架上正在出样销售以下三款涉水产品:① BWTPENGUIN 2.7 L 滤水壶,外包装中文标签上标注品名为BWT倍世滤水壶,型号为 Tischwasserfilter,批准文号为卫水进字(2012)第×××号,产地为 A 国。在盒内说明书中查见产品的型号与标示(2.7 L Penguin Mg^{2+})。② BWTSLIM 3.6 L 滤水壶,外包装中文标签上标注品名为BWT倍世滤水壶,型号为 Tischwasserfilter,批准文号为卫水进字(2012)第×××号,产地为 A 国。在盒内说明书中查见产品型号与标示(3.6 L Slim)。③ BWT3+1GRATIS 和 BWT5+1GRATIS,外包装中文标签上标注品名为BWT倍世滤芯,批准文号为卫水进字(2012)第××××号,产地为 B 国。在其外包装底部分别查见数字 0841022、0848032。

【案件评析】

1. 发现问题和调查取证

卫生监督员现场未查见上述涉水产品有效的卫生许可批件。卫生监督员当场制作了现场笔录,同时调取了该案的其他相关证据。2017年12月21日该案受理,2017年12月25日经负责人审批同意立案。

2017年12月25日,该公司副店长夏某在接受询问调查时提供了一份批号为"粤卫水字[2017]第×××××号"的 BWT 牌活性炭树脂混合滤芯涉水产品卫生许可批件;承认许可证号"卫进水字(2012)第×××号"的 Tischwasserfilter 型水质处理器,生产国为 C 国,有效期截至 2016 年 7 月 9 日;确认BWTPENGUIN 2.7 L 滤水壶和 BWTSLIM 3.6 L 滤水壶说明书上的型号、标签上的产地与"卫进水字(2012)第××××号"卫生许可批件上的型号、产地不符；确认 BWT3＋1GRATIS 和 BWT5＋1GRATIS 滤芯标签上的产地与卫生许可批件上的产地不符，且外包装底部数字 0841022、0848032 分别代表其生产日期为 2016 年 10 月 3 日和 2016 年 11 月 23 日，为卫进水字(2012)第××××号批件到期后、粤卫水字[2017]第××××号批件取得前生产；确认上述三款涉水产品没有销售记录。

卫生监督员对柜台展销的 3 款涉水产品整体全貌及单独产品的个体外观、标签信息、说明书全文进行拍照取证，取得电脑收银系统中 3 款涉水产品销售记录的截图，并认真核对确认当事人提供的涉水产品卫生许可批件的型号、产地与销售的滤水壶不符，形成完整的证据链。

2. 法条依据

《生活饮用水卫生监督管理办法》第十二条，生产涉及饮用水卫生安全的产品的单位和个人，必须按规定向政府卫生计生主管部门申请办理产品卫生许可批准文件，取得批准文件后，方可生产和销售。任何单位和个人不得生产、销售、使用无批准文件的前款产品。

《生活饮用水卫生监督管理办法》第二十七条，生产或者销售无卫生许可批准文件的涉及饮用水卫生安全的产品的，县级以上地方人民政府卫生计生主管部门应当责令改进，并可处以违法所得 3 倍以下的罚款，但最高不超过 30 000 元，或处以 500 元以上 10 000 元以下的罚款。

3. 自由裁量和处罚

本案现场检查时在该公司电脑收银系统中未查询到销售记录，根据罚则，"或处以 500 元以上 10 000 元以下的罚款"，考虑到本案中违法销售的行为虽未造成严重后果，但涉事产品种类较多、价值较大，故进行了顶格处罚。依据《生活饮用水卫生监督管理办法》第二十七条的规定并结合区行政处罚自由裁量标准，给予该公司罚款人民币 10 000 元的行政处罚。但如有违法所得，在选择"处以违法所得 3 倍以下的罚款，但最高不超过 30 000 元"还是"或处以 500 元以上 10 000 元以下的罚款"时，在裁量上值得探讨和研究。

【思考建议】

1. 建立集成式卫生许可批件查询库。

涉水产品的卫生许可和监督管理往往不是同一级卫生行政部门，基层卫生监督部门对上级的许可情况不能及时了解,相关网站的查询公示也常常不够明显,造成监督人员在了解涉水产品卫生许可批件详细内容时不够便捷。因此建议建立集成式卫生许可批件查询库,进行许可信息定期更新补充,促使许可信息公开透明,方便现场执法快速查询。

2. 多举措落实标签说明书管理规范。

涉水产品的标签说明书常常标注混乱,甚至有缺少信息的现象。对于进口涉水产品而言,中文标签说明书更是识别该产品的最有力途径,因此应当进一步推进《涉及饮用水卫生安全产品标签说明书管理规范》的执行。一是统一标签格式,明晰产品名称、批准文号、生产日期等必备内容,由厂家按照实际产品信息逐一填入;二是细化法律条款,明确标注要求,对于标签说明书标注不规范的行为进行惩处,疏堵结合,共同落实《涉及饮用水卫生安全产品标签说明书管理规范》。

3. 完善无批件产品查封后处理制度。

《生活饮用水卫生监督管理办法》中对于无卫生许可批件涉水产品的处理没有明确规定,一般做法是督促经营单位下架处理、生产单位自行回收,这就导致执法成效不显,对其后续处置缺乏有力监管。因此建议通过制定相关规范对此类产品的处理途径作出统一的规定,防止无卫生许可批件的涉水产品改头换面再次流入市场。

4. 加强产销从业人员卫生知识培训。

本案中涉水产品的经营单位未查验卫生许可批件就将产品上架销售,反映出其对涉水产品卫生许可批件的认识不足,对4年有效期限的意识薄弱。因此各级卫生行政部门应当对涉水产品生产方和销售方加强告知培训,使其按照法律法规的要求开展生产和销售,从而确保涉水产品的质量,规范市场经营的秩序。

第四篇

生活饮用水监督采样及现场快速检测

第一节

生活饮用水水质检验的任务和意义

一、目的意义

水质监测是环境监测工作中的主要内容之一，旨在加强对各类供水单位的卫生监督管理，准确及时地反映水质现状及发展趋势，为解决供水卫生安全隐患提供有效措施，保障用户生活饮用水卫生安全。

二、水质定义

水质，顾名思义即为水的质量。生活饮用水水质，是指供人生活的饮水和生活用水的质量，应符合《生活饮用水卫生标准》（GB 5749—2022）中提出的基本要求，保证用户饮用安全。正常情况下，生活饮用水应清澈透明，无肉眼可见的杂质和异物。

三、水质指标

生活饮用水水质指标是能反映生活饮用水水质状况的指标，可分为常规指标和扩展指标。常规指标是反映生活饮用水水质基本状况的水质指标；扩展指标是反映地区生活饮用水水质特征及在一定时间内或特殊情况下水质状况的指标。

1. 水质常规指标中微生物指标有 3 项：菌落总数、总大肠菌群、大肠埃希氏菌。毒理指标有 18 项：砷、镉、六价铬、铅、汞、氰化物、氟化物、硝酸盐氮、三氯甲烷、一氯二溴甲烷、二氯一溴甲烷、三溴甲烷、三卤甲烷、二氯乙酸、三氯乙酸、溴酸盐、亚氯酸盐、氯酸盐。感官性状和一般化学指标有 16 项。放射性指标有 2 项。如超过指导值，应进行核素分析和评价，判定能否饮用。

2. 饮用水中消毒剂常规指标有：游离余氯（当用氯气及游离氯制剂消毒），总氯（用一氯胺消毒），臭氧（当用臭氧消毒），二氧化氯（当用二氧化氯消毒）。

3. 水质扩展指标有:微生物指标(2 项)、毒理指标(47 项)、感官性状和一般化学指标(5 项)。

四、检验项目的选择

在一般情况下,需要检验常规指标(43 项)。但扩展指标(54 项)并不是不重要,该指标是相对局限存在于某地区或者不经常被检出的指标,有可能反映的是某地最关键的问题,只不过当前还不是全国普遍存在的问题,可根据实际情况、监管要求,进行项目的检验检测。扩展指标超标了,应该与常规指标超标同样对待,同样是不被许可的。常规指标并不必全部检验,如果当地采用氯气消毒,测臭氧和二氧化氯及其副产物的相关指标就没有必要检验。当使用臭氧时需检验臭氧、溴酸盐;当使用二氧化氯消毒时需检验二氧化氯、亚氯酸盐;当水样检出总大肠菌群时,应进一步检验大肠埃希氏菌;水样未检出总大肠菌群时,不必检验大肠埃希氏菌。

第二节

水样的采集、保存

一、采样计划

采样计划应根据水质检验的目的、任务等在采样前制定。内容包括：采样目的、检验指标、采样时间、采样地点、采样方法、采样频率、采样数量、采样容器与清洗、采样体积、样品保存方法、样品标签、现场测定指标、采样质量控制、样品运输工具和贮存条件等。

二、采样容器的要求

1. 采样容器使用前需用洗涤剂和水清洗干净，然后用蒸馏水或去离子水冲洗，自然晾干。

2. 应根据待测组分的特性选择合适的采样容器。

3. 容器或容器盖（塞）的材质稳定，不与待测组分发生反应，容器壁和容器盖（塞）不溶出、吸收或吸附待测组分。

4. 抗温度变化、抗震强，能严密封口，易清洗。

5. 应尽量选用细口容器。采集供有机物和某些微生物检测用的样品时不能用橡胶塞，水样呈碱性时不能用玻璃塞。

6. 对无机物、金属和类金属及放射性元素应使用有机材质的采样容器，如聚乙烯或聚四氟乙烯容器等。

7. 对有机物应使用玻璃材质的采样容器。

8. 对微生物应使用玻璃材质的采样容器，也可以使用符合要求的一次性采样袋或采样瓶。

9. 测定特殊项目的水样可选用其他化学惰性材质的容器。如热敏物质应选用热吸收玻璃容器；温度高和（或）压力大的样品应选用不锈钢容器；生物（含藻类）样品应选用不透明的非活性玻璃容器；光敏性物质应选用棕色或深色的器皿。

三、采样点选择

采样点应选择有代表性的位置，并避免污染源影响。

1. 水源水

水源水的采样点通常设置在汲水处。

（1）表层水：在河流或湖泊可以直接汲水的场合，可用适当的容器采样。从桥上等处采样时，可将系着绳子的桶或带有坠子的采样瓶投入水中汲水。

（2）一定深度的水：水直立式采样器可在湖泊或水库等地采集具有一定深度的水。

（3）泉水和井水：对于自喷的泉水，可以直接在喷水口处直接采样。采集不自喷泉水时，应将停滞在抽水管中的水抽走，待新水更替后再进行采样。从井中采集水样，应在充分抽汲后进行，以确保水样的代表性。

2. 出厂水

出厂水即集中式供水单位完成处理工艺流程后即将进入输配水管网的水，出厂水的采样点应设置在出厂水进入输（配）送管道之前。

3. 末梢水

末梢水即出厂水经输配水管网输送至用户水龙头的水，末梢水的采样点应设置在出厂水经输配水管网输送至用户的水龙头处。

4. 二次供水

二次供水即集中式供水在入户前经再度储存、加压和消毒或深度处理，通过管道或容器输送给用户的水。可根据实际工作需要在水箱（或蓄水池）进水、出水和（或）末梢水处进行水样采集。

5. 分散式供水

分散式供水即在没有任何设施或仅有简易设施处理的情况下，直接从水源中取水的供水方式。采样应根据实际情况确定。

四、采样的时间和频率

根据监督工作的具体要求确定采样的时间和频率,当遇到突发事件处置时酌情增加频次。

五、采样量控制

1. 根据指标、测试方法、平行样检测所需样品量来确定采样体积。

2. 采样量应保证足够用于各项检测,并留有备样。

3. 样品采集时应分类采集,采样体积可参考《生活饮用水标准检验方法》(GB/T 5750.2—2023)表1,也可根据具体检验方法选择采样体积。

4. 有特殊要求指标的采样体积应根据检验方法的具体要求确定。

表1 生活饮用水常规指标及扩展指标的采样体积

指标类型	指标分类	采样容器	保存方法	采样体积/L
常规指标	一般理化	G,P	0 ℃~4 ℃冷藏,避光	3~5
	氰化物[a]	G	加入氢氧化钠(NaOH),调至 pH≥12,0 ℃~4 ℃冷藏,避光。水样如有余氯,现场加入适量抗坏血酸除去	1
	一般金属和类金属	P	加入硝酸(HNO₃),调至 pH≤2	0.5~1
	砷	P	加入硝酸(HNO₃),调至 pH≤2。采用氢化物发生技术分析时,加入盐酸(HCl)调至 pH≤2	0.2
	铬(六价)	G,P(内壁无磨损)	加入氢氧化钠(NaOH),将 pH 调至 7~9	0.2
	高锰酸盐指数	G	每升水样加入 0.8 mL 浓硫酸(H₂SO₄),0 ℃~4 ℃冷藏	0.5
	挥发性有机物	G	加入盐酸(HCl)(1+1),调至 pH≤2,水样应充满容器至溢流并密封,0 ℃~4 ℃冷藏,避光。对于含余氯等消毒剂的水样,每升水样加入 0.01~0.02 g 抗坏血酸	0.2
	氨(以 N 计)	G,P	每升水样加入 0.8 mL 浓硫酸(H₂SO₄),0 ℃~4 ℃冷藏,避光	0.5
	放射性指标	P	加入硝酸(HNO₃),调至 pH<2	3~5

指标类型	指标分类	采样容器	保存方法	采样体积/L
常规指标	微生物（细菌类）	G（无菌）	0 ℃～4 ℃冷藏,避光。对于含余氯等消毒剂的水样,每升水样加入 0.8 mg 硫代硫酸钠（$Na_2S_2O_3 \cdot 5H_2O$）	0.5
		P（市售无菌即用型）	0 ℃～4 ℃冷藏,避光	
扩展指标	挥发酚类[a]	G	加入氢氧化钠（NaOH）,调至 pH≥12,0 ℃～4 ℃冷藏,避光。水样如有余氯,现场加入适量抗坏血酸除去	1
	一般金属和类金属	P	加入硝酸（HNO_3）,调至 pH≤2	0.5～1
	银	G,P（棕色）	加入硝酸（HNO_3）,调至 pH≤2	0.5
	硼	P	—	0.2
	挥发性有机物	G	加入盐酸（HCl）（1＋1）,调至 pH≤2,水样应充满容器至溢流并密封,0 ℃～4 ℃冷藏,避光。对于含余氯等消毒剂的水样,每升水样加入 0.01～0.02 g 抗坏血酸	0.2
	农药类	G（衬聚四氟乙烯盖）	0 ℃～4 ℃冷藏,避光。对于含余氯等消毒剂的水样,每升水样加入 0.01～0.02 g 抗坏血酸	2.5
	邻苯二甲酸酯类	G	0 ℃～4 ℃冷藏,避光。对于含余氯等消毒剂的水样,每升水样加入 0.01～0.02 g 抗坏血酸	1
	贾第鞭毛虫和隐孢子虫	P	0 ℃～4 ℃冷藏,避光	根据采用的检测方法确定

注:G 为洁净磨口硬质玻璃瓶;P 为洁净聚乙烯瓶（桶或袋）;P（市售无菌即用型）中含有保存剂。
[a]对于含余氯等消毒剂的水样,现场根据余氯含量确定加入抗坏血酸的量。余氯含量与加入抗坏血酸的量呈线性关系,当水样中余氯含量为 0.05 mg/L 时,每升水样加入 1.6 mg 抗坏血酸;余氯含量为 0.3 mg/L 时,每升水样加入 3.0 mg 抗坏血酸;余氯含量为 1.0 mg/L 时,每升水样加入 6.0 mg 抗坏血酸。

六、采样方法

1. 采样方法的选择

（1）采样方法应根据待测指标的特性选择合适的采样方法。

（2）采样方法应符合采样目的和检验要求，能有效保证样品的代表性和准确性。

（3）采样方法应尽量避免造成样品的氧化、变质和污染，并能充分保留待测指标的特性。

（4）采样方法应注意样品的取样速度、流速、深度和区域，避免取样位置和时间的偏差对结果产生影响。

（5）采样方法应根据采样地点的特点，选择适合的采样工具和操作流程。

2. 采样要求

（1）放水龙头采样时，先打开龙头放水数分钟，时间根据管网长短而定，目的是排出管道中原来的水中带有的沉积物。

（2）微生物采样采集几类检测指标的水样时，应先采集供微生物指标检测的水样。采样时应做好个人防护，采取无菌操作直接采集，不得用水样荡洗已灭菌的采样瓶或采样袋，并避免手指和其他物品对瓶口或袋口的沾污。瓶盖打开后保持盖口向下。

（3）理化采样前应先用待采集的水样荡洗采样器、容器和塞子2～3次（测定石油类水样除外）。

（4）根据指标要求加入适当的保存剂。

（5）采样后及时加盖，填写好采样记录和标签，粘贴在采样容器上，不要贴在瓶盖上，注明水样编号或标记、采样人员、采样日期、采样时间、采样地点等相关信息。在采样时，还应记录所有野外调查及采样情况，包括采样目的、采样地点、样品种类、样品编号、样品数量、样品保存方法及采样时的气候条件等。

（6）运输水样采集后应立即送回实验室检验分析，样品的运输工具应干净、无毒、无异味、不锈蚀。如需冷藏样品，应放置冷链箱中或配备专门的隔热容器，并放入制冷剂。冬季应采取保温措施，防止样品瓶冻裂。运输中应防止震动、碰撞，确保样品的完整性。

七、水样保存

1. 影响水质变化的因素有生物因素、化学因素和物理因素。

2. 水样保存要达到减缓生物或微生物作用，使化合物或配合物的水解速度减慢，避免分解，减少挥发与容器的吸附损失。在采样前应根据样品的性质、组成和环境条件来选择适宜的保存方法。

3. 保存方法以冷藏、避光和加入保存剂等为主要方式。保存剂不能干扰待测物，不影响待测物的浓度。如是液体，应校正体积的变化。保存剂的纯度和等级应达到分析的要求。可预先将保存剂加入采样容器中，也可在采样后尽快加入。易变质的保存剂不能预先添加。

由于水样的组分、目标分析物的浓度和性质不同，检验方法多样，同样的保存条件不能保证适用于所有类型的样品。水样保存宜优先参照检验方法中的规定，若检验方法中没有规定，可参照《生活饮用水标准检验方法》（GB/T 5750.2—2023）表2。

表2　采样容器和水样的保存方法

项目	采样容器	保存方法	保存时间
浑浊度与色度[a]	G,P	0 ℃~4 ℃冷藏	24 h
pH[a]	G,P	0 ℃~4 ℃冷藏	12 h
电导[a]	G,P	—	12 h
碱度	G,P	0 ℃~4 ℃冷藏，避光	12 h
酸度	G,P	0 ℃~4 ℃冷藏，避光	30 d
高锰酸盐指数	G	每升水样加入 0.8 mL 浓硫酸（H_2SO_4），0 ℃~4 ℃冷藏	24 h
溶解氧[a]	溶解氧瓶	加入硫酸锰（$MnSO_4$）、碱性碘化钾（KI）—叠氮化钠（NaN_3）溶液，现场固定	24 h
生化需氧量	溶解氧瓶	0 ℃~4 ℃冷藏，避光	6 h
总有机碳	G	加入硫酸（H_2SO_4），调至 pH≤2	7 d
氟化物	P	0 ℃~4 ℃冷藏，避光	14 d
氯化物	G,P	0 ℃~4 ℃冷藏，避光	28 d
溴化物	G,P	0 ℃~4 ℃冷藏，避光	14 h
碘化物	G,P	水样充满容器至溢流并密封保存，0 ℃~4 ℃冷藏，避光	30 d
硫酸盐	G,P	0 ℃~4 ℃冷藏，避光	28 d
磷酸盐	G	0 ℃~4 ℃冷藏，避光	48 h

续表

项目	采样容器	保存方法	保存时间
氨(以 N 计)	G,P	每升水样加入 0.8 mL 浓硫酸(H_2SO_4)，0 ℃～4 ℃冷藏，避光	24 h
亚硝酸盐(以 N 计)	G,P	0 ℃～4 ℃冷藏，避光	尽快测定
硝酸盐(以 N 计)	G,P	0 ℃～4 ℃冷藏，避光	48 h
硫化物	G	每 500 mL 水样加入 1 mL 乙酸锌溶液(220 g/L)，混匀后再加入 1 mL 氢氧化钠溶液(40 g/L)，避光	7 d
氰化物与挥发酚类[b]	G	加入氢氧化钠(NaOH)，调至 pH≥12，0 ℃～4 ℃冷藏，避光。水样如有余氯，现场加入适量抗坏血酸除去	24 h
硼	P	—	14 d
一般金属和类金属	P	加入硝酸(HNO_3)，调至 pH≤2	14 d
银	G,P(棕色)	加入硝酸(HNO_3)，调至 pH≤2	14 d
砷	P	加入硝酸(HNO_3)，调至 pH≤2。采用氢化物发生技术分析时，加入盐酸(HCl)，调至 pH≤2	14 d
铬(六价)	G,P(内壁无磨损)	加入氢氧化钠(NaOH)，将 pH 调至 7～9	48 h
石油类	G(广口瓶)	加入盐酸(HCl)，调至 pH≤2	7 d
农药类	G(衬聚四氟乙烯盖)	0 ℃～4 ℃冷藏，避光。对于含余氯等消毒剂的水样，每升水样加入 0.01～0.02 g 抗坏血酸	24 h
邻苯二甲酸酯类	G	0 ℃～4 ℃冷藏，避光。对于含余氯等消毒剂的水样，每升水样加入 0.01～0.02 g 抗坏血酸	24 h
挥发性有机物	G	加入盐酸(HCl)(1+1)，调至 pH≤2，水样应充满容器至溢流并密封，0 ℃～4 ℃冷藏，避光。对于含余氯等消毒剂的水样，每升水样加入 0.01～0.02 g 抗坏血酸	12 h
甲醛,乙醛,丙烯醛	G	每升水样加入 1 mL 浓硫酸(H_2SO_4)，0 ℃～4 ℃冷藏，避光	24 h
放射性指标	P	加入硝酸(HNO_3)，调至 pH<2	30 d

续表

项目	采样容器	保存方法	保存时间
微生物(细菌类)	G(无菌)	0 ℃~4 ℃冷藏,避光。对于含余氯等消毒剂的水样,每升水样加入 0.8 mg 硫代硫酸钠($Na_2S_2O_3 \cdot 5H_2O$)	8 h
	P(市售无菌即用型)	0 ℃~4 ℃冷藏,避光	
贾第鞭毛虫和隐孢子虫	P	0 ℃~4 ℃冷藏,避光	72 h

注:G 为洁净磨口硬质玻璃瓶;P 为洁净聚乙烯瓶(桶或袋),P(市售无菌即用型)中含有保存剂。
[a]表示宜现场测定。
[b]对于含余氯等消毒剂的水样,现场根据余氯含量确定加入抗坏血酸的量。余氯含量与加入抗坏血酸的量呈线性关系,当水样中余氯含量为 0.05 mg/L 时,每升水样加入 1.6 mg 抗坏血酸;余氯含量为 0.3 mg/L 时,每升水样加入 3.0 mg 抗坏血酸;余氯含量为 1.0 mg/L 时,每升水样加入 6.0 mg 抗坏血酸。

八、采样的注意事项

1. 测试指标不同,测试方法不同,保存方法也就不同,样品采集应分类采集,先微生物后理化。

2. 采样时水龙头上的过滤器和(或)雾化喷头等应去掉。

3. 采样时不可搅动水底的沉积物。

4. 采样时避免采样器具接触污染源,避免手接触样品。

5. 采集测定油类的水样时不能进行荡洗,采集样品应全部用于测定。不能用水样荡洗采样器(瓶)。

6. 采集测定溶解氧、生化需氧量和有机污染物等指标的水样时应将水样充满容器,上部不留空间,并水封。

7. 采集含有沉积物(如泥沙等)的水样,沉淀后的可沉降性固体应分离除去。

8. 石油类、生化需氧量、硫化物、微生物和放射性等项目的测定,应单独采样。

9. 注意观察可能对样品检测造成影响的环境因素(比如异常气味),并在采样前采取相应的措施予以消除。

10. 水样应妥善包装,防止泄露和污染。

11. 完成现场测定的水样,不能带回实验室进行其他指标的测定。

九、采样的质量控制

1. 采样的质量控制的目的是在采样过程中防止水样受到污染或发生性状改变,保证样品的密封性和完整性,确保全过程质量。

2. 质控手段主要有:现场空白、运输空白、现场平行样、现场加标样或质控样。

(1)现场空白:以纯水作为样品,按照测定指标的采样方法和要求,与样品相同条件下装瓶、保存、运输、直至送交实验室分析。每批样品至少设一个现场空白。

(2)运输空白:以纯水作为样品,从实验到采样现场又返回实验室。可以用运输空白来测定样品在运输过程中、现场处理和储存期间或由容器带来的可能污染。每批样品至少设一个运输空白。

(3)现场平行样:是在相同的采样条件下,采集平行双样送交实验室分析。测定结果反映采样与实验室测定的精密度。现场平行样的数量一般控制在样品总量的 10% 以上。

(4)现场加标样或质控样:现场加标样是取一组现场平行样,将实验室配置的一定浓度的被测物质的标准溶液加入其中一份,另一份不加标样,然后按样品要求进行处理,送实验室分析。现场质控样是将与样品基体组分接近的质控样带到采样现场,按样品要求处理后与样品一起送实验室分析。现场加标样或质控样的数量一般控制在样品总量的 10% 以上。

(5)水样采集质量控制要求

① 现场空白样、运输空白样的分析结果与实验室空白样分析之间没有显著差异。

② 重复样分析结果的精密度与实验室内平行样结果精密度应没有显著差异。

③ 不同浓度加标样品的回收率值应在可接受范围内。

④ 现场测定指标的准确性和可靠性验证。

第三节

生活饮用水水样检测结果的判定及快速检测的目的和意义

一、生活饮用水水样检测结果的判定

水质检验原则上按照《生活饮用水标准检验方法》(GB/T 5750—2023)执行，水质评价按照《生活饮用水卫生标准》(GB 5749—2022)执行。

《生活饮用水卫生标准》(GB 5749—2022)中生活饮用水的基本要求：生活饮用水中不得含有病原微生物，不得危害人体健康，水中放射性物质不得危害人体健康，感官性状良好，水应经消毒处理。

生活饮用水水质应符合《生活饮用水卫生标准》(GB 5749—2022)中表 1 和表 3 的卫生要求。集中式供水出厂水中消毒剂限值、出厂水和管网末梢水中消毒剂余量均应符合表 2 要求。

各指标水质检验的基本原则和要求按照 GB/T 5750.1 执行，水样的采集与保存按照 GB/T 5750.2 执行，水质分析质量控制按照 GB/T 5750.3 执行，对应的检验方法按照 GB/T 5750.4～GB/T 5750.13 执行。

二、生活饮用水现场快速检测的目的

在生活饮用水卫生监督管理中，生活饮用水水质检测是常用手段之一，常规方法都是要在现场采集水样后，再带回实验室进行分析。但是有的时候由于被测物性质、交通、时间、实验室条件等的限制，或者是由于现场监督需要，在采用实验室的常规检验方法有困难的情况下，就要应用到现场快速检测方法。水质现场快速检测是指检测人员在现场使用特殊检测仪器或装置进行初步筛选检查，在尽可能短的时间内判断水体是否遭受污染，综合评价水质是否符合标准规定值的过程。

生活饮用水现场快速检测是保障人们健康和安全的重要的一环。生活饮用水现场快速检测在于防止急性中毒,防止灾后大灾大疫,提出水源选择和水源水短期应用是否安全的意见;可准确、及时、全面地反映饮用水水质质量现状,以便为实施卫生行政行为、查明卫生安全突发事件原因以及制定对策措施等提供科学依据;也可用于快速评价水处理效果,在整个水环境保护、水污染控制中起到了重要作用。

三、生活饮用水现场快速检测应用到的标准

现场快速检测的检测标准应符合《生活饮用水标准检验方法》(GB/T 5750—2023)的规定。对检测结果的评价则是根据被检测水样的不同,应用《生活饮用水卫生标准》(GB 5749—2022)、《饮用净水水质标准》(CJ94—2005)以及相关的卫生规范,如《生活饮用水水质处理器卫生安全与功能评价规范——一般水质处理器》卫法监发〔2001〕161 号附件 4A 和《生活饮用水水质处理器卫生安全与功能评价规范——反渗透处理装置》(卫法监发〔2001〕161 号)附件 4C 等。比如在评价反渗透水质处理器出水检测结果时要应用《生活饮用水水质处理器卫生安全与功能评价规范——反渗透处理装置》,评价纳滤水质处理器出水检测结果时要应用《饮用净水水质标准》(CJ94—2005)。不同的水样应用不同的评价标准,需要在开展生活饮用水现场快速检测时明确。

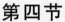

第四节

饮用水现场快速检测的实施

一、生活饮用水现场快速检测的管理要求

1. 组织机构

卫生监督机构应指定一名负责人，全面负责快速检测工作；应明确快速检测工作的管理部门或岗位，负责快速检测技术和质量管理工作；应配备与快速检测工作相适应的人员，承担卫生监督快速检测工作。

2. 制度

卫生监督机构应建立并实施与快速检测有关的制度，至少包括以下内容：

（1）人员培训（理论培训、模拟操作等）与资格确认（上岗考核）制度。

（2）仪器设备管理制度（仪器选择、仪器验收、仪器建档、仪器标识、仪器存放、仪器强检）。

（3）参考物质和试剂耗材采购验收制度（参考物质采购、验收、保存、使用）。

（4）检测方法选择（优先选择使用国家标准，其次是行业标准或技术规范的方法）与确认制度（有效性的确认、适用性的确认、运用能力的确认、方法的偏离）。

（5）文件和档案管理制度（建立和保存检测人员的资格、培训、技能档案）。

（6）安全防护与环境保护管理制度（仪器设备以及样品对环境条件的要求、检测人员的健康安全要求）。

3. 人员

承担卫生监督生活饮用水现场快速检测的人员为满足《卫生监督员管理办法》资格规定的卫生监督员及其他辅助人员（协管、公益性岗位），并接受与其从事的相关工作相适应的教育和培训，以确保工作质量。

4. 设施

卫生监督机构应配备快速检测工作用房及设施，满足设备调试、核查、维护、储存及试剂存放等要求，不要将仪器、试剂置于潮湿的地方存放。

5. 设备

（1）卫生监督机构应结合实际工作需要，参照《卫生监督机构装备标准》配置仪器设备，技术性能应能满足快速检测工作要求，避免出现设备购置不合理的情况。

（2）快速检测仪器设备的管理工作应由卫生监督机构指定的仪器设备管理员负责。

（3）检测仪器设备应经检定或校准合格后，方可投入使用。

（4）按照设备维护计划，对设备进行定期维护和保养。

（5）用于快速检测的仪器设备应有唯一性标识、状态标识、操作与维护规程。

（6）检测人员领用、归还仪器时，应与仪器设备管理员共同对仪器设备状态进行确认，并记录在案。

（7）建立包括购置文件、基本信息、使用说明书，以及验收、使用、维修、保养、核对等记录在内的仪器设备完整档案。

（8）卫生监督机构应使用有证标准物质（在标准物质证书和标签上均有"CMC"标记）或采取适宜措施进行期间核查，确保仪器设备量值的准确性。

6. 试剂耗材

（1）卫生监督机构应对试剂耗材的关键技术指标进行验收，确保试剂耗材的质量符合检测要求。

（2）应根据试剂耗材的特性妥善保存，避免温度、湿度、粉尘、静电、化学气体、有机溶剂等带来的影响，并定期检查库存量及有效期。

（3）应做好试剂耗材的入库、领用登记。

（4）应妥善处理废弃试剂耗材。

7. 方法

（1）卫生监督机构应选择适宜、有效的方法开展快速检测工作。必要时，将方法转换为标准操作规程（SOP）的规定，依据《生活饮用水卫生标准》（GB 5749—2022）的指标类型，将某些快速检测方法纳入国家标准方法，经批准后使用。

（2）方法初次使用或方法变更时，应依据方法进行模拟检测并记录。同时确认检测人员、仪器设备等满足方法的要求。

8. 质量保证

（1）卫生监督机构要制定快速检测的质量控制措施并落实，可采取采用参考物质进行核查、人员比对、仪器比对、与获得实验室资质认定的机构进行比对、空白试验（必要时）等措施。

（2）检测人员应按要求开展质控活动，对发现的异常情况，应分析原因并采取有针对性的措施。

（3）检测人员应对检测结果进行内部审核和监督。

二、生活饮用水现场快速检测仪器的选择

应该根据检测目的、对象、被测指标以及仪器、设备的使用原理、方法以及量程等技术参数，选择符合国家检测、检验、评价标准及规范要求的仪器设备。

1. 性能：优先选择准确度、灵敏度、稳定性高，反应速度快，抗干扰能力强的仪器设备，重点关注仪器的量程、分辨率和精度。

2. 外形：优先选择体积小、重量轻、符合人体工效学、抗震性好的仪器设备，同时确保在突发事件处置等情况下的快速应用。

3. 辅助功能：优先选择软件操作简便、智能化程度高，提供参数多、可外接数据存储和输出设备、有多种电源配置的仪器设备。

三、生活饮用水现场快速检测

1. 快速检测应由 2 名以上检测人员共同参与，依据检测目的、要求及方案，遵循检测标准或技术规范实施布点、采样和测试，必要时进行空白对照试验。

2. 检测人员应按照仪器设备操作说明或指导书的要求在实施检测前校准（零点校准、稳定性校准）、测量量程及灵敏度响应值无误后方可进行。必要时，可使用参考物质进行验证。

3. 在检测过程中，环境条件应满足仪器性能及检测方法规定的要求，当环境条件（如温度、湿度、风速、磁场强度、噪声、光照射、空气清洁度等）可能影响到检测效果的正确性和有效性时，立即停止检测活动。待满足检测条件时方可继续开展检测活动。

4. 结束检测时，应确认仪器设备状态是否符合技术要求。如发现存在的问

题可能导致质疑本次检测数据有效性时,应立即查找原因,确定是否需要重新安排检测。

5. 检测人员应根据有害因素类型(生物或化学),选择佩戴相应的防护设备,如防毒面具、呼吸防护器具、护目镜、防护面屏、减噪耳塞(罩)、防护服、安全帽、防护鞋、防护手套等,在检测过程中避免交叉感染和污染,注意清洁卫生。

6. 当检测包含采样工作时,应根据相关的要求实施采样,确保样品的代表性和准确性。

7. 检测过程信息应在检测中实时记录,保持原始性,不得事后加以修饰和装点。检测记录内容至少包括:

(1) 记录的标题及表格编号、页码。

(2) 检测对象或项目名称、检测任务或样品唯一性编号及状况(适用时)。

(3) 地点和时间。

(4) 水源的地理位置和布点图(适用时)。

(5) 检测依据和方法(如比色法、滴定法、分光光度法等)。

(6) 使用的检测仪器设备的名称及型号、采样容器(适用时)。

(7) 检测时的环境条件(适用时)。

(8) 检测过程得到的数据、图谱、影像,观察到的现象,计算公式和导出数据,检测结果的量值(适用时)。

(9) 比较历史数据或参考值,以确定水样的变化趋势,对检测中发生的异常现象、意外情况的描述(适用时)。

(10) 检测人员签字及日期。

(11) 被检测方陪同人员的签字及日期或对其拒绝签字的描述(适用时)。

8. 记录可使用电子记录和纸质记录。发生记录错误时,应采取正确的处理方式,应由检测人本人采用杠改方式进行修改,并在作废处或旁边加盖更改人印章或签名,不允许描改、涂改、刮改。

9. 由自动化检测仪器设备直接输出的原始数据表或图谱,应标注说明检测任务或样品唯一性编号、检测日期、页码,并经检测人、复核人及被检测方陪同人员签名。电子记录修改应留有痕迹,相关软件应定期备份,并建立防止未经授权被修改的安全措施。

10. 记录每个检测项目的实际检测结果,检测结果应正确使用法定计量单位,合理处置有效位数,科学进行数值修约,使其符合《数值修约规则与极限数值的表示和判定》。

11. 检测活动结束后，按照相关规定，对废弃物采用适当的方法进行无害化处理，确保环境安全和公共卫生；对检测废弃物的运输、储存和处理进行管理和监督。

12. 在卫生监督快速检测中发现可疑的公共卫生危害因素时，应采样送实验室检测确认。

四、生活饮用水现场快速检测结果报告

1. 检测结果应按照规定的格式和内容，以书面形式出具。

2. 对检测报告进行审核和校对，确保数据的准确性和完整性。

3. 检测所形成的记录与报告应及时整理并存档，以便日后查阅和使用。

附录 A

（资料性附录）

生活饮用水卫生监督快速检测项目、设备及原理

项目	仪器设备	原理	操作
pH 值	便携式 pH 计	根据测量电极与参比电极组成的工作电池在溶液中测得的电位差,并利用待测溶液的 pH 值与工作电池的电势大小之间的线性关系,再通过电流计转换成 pH 单位数值值来实现测定	pH 测量: 1. 按下 ON/OFF 键打开仪表; 2. 将电极浸入测试液以下 2～3 cm,搅拌并待读数稳定; 3. 记录 pH 值或按下 HOLD/ENT 键冻结读数,再次按下 HOLD/ENT 键可以释放读数; 4. 按下 ON/OFF 键关机(无操作 8.5 分钟后自动关机)。
浊度	便携式浊度计	便携式浊度仪采用散射法测量浊度,即浊度仪发出一束平行光线,使之穿过样品,遇到颗粒物会改变光的传播方向,形成散射,从与入射光呈 90°的方向检测水中颗粒物的散射光,散射程度与悬浮物颗粒数量成正比	样品测量以 HACH 2100P 浊度仪为例: 1. 选择一个干净的样品管,将样品加至瓶颈处,盖紧盖子; 2. 用滤纸擦干样品管外壁,用软布擦拭管外壁,以除去水印和指纹; 3. 向管身加一滴硅油,用油布擦拭; 4. 将仪器放在平稳的台面上,按"POWER",将样品管放入仪器内,将管身上菱形标记对准样品管盒前面突起的方向标识,盖上盖板; 5. 按"RANGE"选择手动或自动范围选择模式; 6. 按"SIGNAL AVG"选择信号平均模式(读数不稳定时使用); 7. 按"READ"读数。

项目	仪器设备	原理	操作
电导率	便携式电导率仪	将两块平行的极板，放到被测溶液中，在极板的两端加上一定的电势（通常为正弦波电压），然后测量极板间流过的电流	样品测量以 HANNA HI98303 型笔式电导率仪为例： 1. 取下仪器电极保护盖，用蒸馏水将电极清洗干净（液面不能超过最高浸没刻度）； 2. 开机，将电极放入样品中（液面不能超过最高浸没刻度），轻轻搅动，待读数稳定后读数，单位为 $\mu S/cm$
亚硝酸盐、硫酸盐、硬度等	便携式多参数水质测定仪	提取一定量水体样品，经过前处理后根据不同检测项目按照试剂说明书滴入检测试剂，检测试剂会与水体中的待测物质发生反应，反应液呈现特定的颜色	通用操作： 1. 向洁净的 24 mm 比色皿中加入 10 mL 水样，盖紧盖子； 2. 将比色皿放入测量池，对齐定位标识； 3. 按 ZERO 校零； 4. 加入试剂混匀； 5. 按 TEST 键，读数； 6. 按 STORE 编码后按"回车键"确认
二氧化碳	二氧化碳测定仪	通过红外线光源的吸收原理来检测现场环境的二氧化碳气体	一键开机，3 秒内即可实时对二氧化碳气体浓度进行检测
游离氯	游离氯检测仪	在 pH 为 6.2～6.5 条件下，游离氯直接与 DPD 发生反应，生成红色化合物，用硫酸亚铁铵标准溶液滴定或者采取分光光度法测定其吸光度，即为游离氯	1. 开机，预热机器； 2. 将水样倒入比色皿 1 中，体积为比色皿体积的 2/3。将比色皿 1 放入测量池中；按校正键使仪器显示为 0.00 mg/L； 3. 取水样 100 mL，加入缓冲试剂 15 mL，加入 DPD 试剂 5 mL，按回车键；此时，将加入试剂的水样倒入比色皿 2 中；将比色皿 2 放入测量池中，显示的程度为余氯含量； 4. 存储和提取实验记录

续表

项目	仪器设备	原理	操作
消毒效果评价	ATP荧光检测仪	ATP是一种存在于所有细菌、酵母菌和霉菌细胞等活的细胞中的能量单位，所有的活的微生物富含ATP，故检测ATP，可反映微生物的多少。样品中的微生物的ATP在被萃取出来后，在与荧光素酶和荧光素的作用下发光；光量与ATP成正比，而该光量可被荧光仪检测出来，活的微生物越多，则ATP越多，产生的光量越大，从而检测出样品中的微生物状况	样品测量以System SURE Plus仪器为例： 1. 采集样品 从拭子管中拔出拭子，将拭子头部垂直浸没于样品中，随后将拭子放回拭子管中（请勿完全塞入）。 2. 发生反应 捏住拭子管上端，折断阀门，释放反应液。挤压拭子管上端2次，以确保反应液全部流出，轻微摇晃拭子管5～10秒。 3. 检测及读数 将Aquasnap水样采集拭子放入System SURE Plus荧光仪，关盖，按"OK"键进行检测，15秒得出结果
氧化还原电位	便携式氧化还原电位测定仪	由便携式主机以及便携式ORP传感器组成。ORP传感器使用玻璃指示电极和参比电极组合在一起的复合电极来测量水质的ORP值	样品测量以FK-QX6530仪器为例： 1. 接通电源，按ON/OFF开机，按MODE键置mV挡； 2. 用去离子水清洗ORP电极，再用滤纸吸干，将电极插入水样； 3. 待"READY"显示稳定后，仪器显示的即为该水样氧化还原电位值； 4. 测量完毕后将电极用离子水（或二次蒸馏水）清洗干净后浸入缓冲溶液
有效氯、浊度等	水质在线监测设备	水质在线监测系统主要是由太阳能水质监测站、环境监控云平台组成，并且以多种水质监测传感器为核心，结合现代的信息控制技术，以及人工智能、自动化、物联网和多媒体技术，监测水体中的污染物的种类及浓度和变化趋势	1. 检查电源和各仪器设备管线连接； 2. 检查正常后，启动各设备仪器电源； 3. 待仪器上电稳定半小时后，按照使用要求调整仪器各个测量参数； 4. 进行数据记录和日常维护

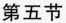

第五节

新兴生活饮用水现场快速检测方法的介绍

1. 酶联免疫吸附测定

酶联免疫吸附测定（也被称为 ELISA）是一种常用的生物化学分析技术，它利用抗原与抗体的特异性结合（不改变其免疫学特性）并能与酶通过共价键形成酶-抗体-抗原复合物的原理，通过检测加入待测饮用水样品后的颜色反应，来判定有无相应的免疫反应。且酶联反应的颜色变化与样品中抗原或抗体的量成正比，可用于定性或定量分析。由于酶的催化效率很高，故可极大地放大反应效果，从而使测定方法具有很高的特异度和灵敏度。目前，市场上有多种基于 ELISA 方法开发的用于水质检测的试剂盒产品，该方法尤其适用于饮用水农药残留（如草甘膦）的现场检测。

2. 生物传感器

生物传感器是一种对生物物质高度敏感，并能够将其浓度转换为可测量信号（如电信号或光信号）进行检测的装置或系统。因而，生物传感器技术是一种能利用生物识别元件将待测样品浓度转换为某种物理学信号，从而实现对待测样品浓度进行检测的技术。生物传感器根据检测原理的不同，可分为声学传感器、质谱传感器、光学传感器、电化学传感器等多种类型。已有相当部分的生物传感器应用于水质检测中，它可以被设计为针对特定的污染物（如水中有机污染物、重金属等），也可以同时识别多种污染物。通过使用生物传感器技术对生活饮用水卫生质量进行检测，能够实时、高效地监测水质，辅助检测人员对卫生指标是否达标做出准确的判断，从而对水质进行及时的调整。与传统检测方法相比，生物传感器技术具有易于携带、选择性好、灵敏度高、快速响应、高度自动化、微型化与集成化等特点，十分适宜现场检测。未来将对环境污染监测领域的进步和水资源管理方面的优化发挥更大的作用。

3. 基因芯片

基因芯片(也被称为 DNA 芯片、生物芯片),是一种用于分析和研究基因表达水平的生物芯片。由于可同时将大量探针固定于支持物上,故可实现一次对多种物质的检测与分析。与传统核酸印迹杂交(Southern Blotting、Northern Blotting)相比,其自动化程度更高。基因芯片的测序原理是杂交测序方法,即通过与一组已知序列的核酸探针杂交进行待测样品的核酸序列测定,由此快速检测出饮用水中的重金属、污染微生物或有机污染物。与传统的水质监测方法相比,生物芯片技术通过微型化技术,不仅能做到快速准确的检测分析,而且能够有效地解决监测参数少、监测速度慢、人工干预大等,尤其是难以同时监测多种污染物的诸多问题,在一定程度上可以优化检测的流程。

4. 荧光印迹

荧光印迹是一种常用于生物学研究中的标记技术,其基本原理是将荧光染料与待测物质结合,利用物质在受激发后发生的光辐射现象来进行标记,通过观察或记录荧光信号的分布和强度,可以判断待测物质的位置和含量。在饮用水水质检测方面,设计一种能够与某一待测指标特异性结合的发光底物,根据荧光强度与待测物质浓度成正比的原理,判断待测指标是否满足水质监测的要求,从而实现对水质的在线监测和预警。该检测方法具有灵敏度高(对于微量污染物的检测可以达到 ppb 级别)、快速高效(无需复杂的前处理步骤)、多样性和多功能性(通过选择不同的荧光探针和荧光染料,实现对不同污染物的检测)的优点。

5. 光电检测技术

光电检测技术是光电信息技术的主要技术之一,它利用水中物质的特殊光学特性将其转换为电学特性,以便利用成熟的电子技术对信号进行放大,实现对各种量的测量和控制,具有检测效率高、精度高、检测过程自动化、智能化,检测结果易于观察等优点。光电检测作为一种先进的技术,已经被应用于水质在线监测领域。例如成像比色法基于分光光度原理,通过高精度的计算机图像处理技术和比色法的结合,在显色剂与水样反应后得到检测物质的图像数据,同时建立色差分析和拟合算法等,可测量水中的亚硝酸盐、氨氮、硫化物、磷酸盐和铜离子等多种参数,与传统方法相比自动化程度高、成本低、操作简便,可以实时监测水质状况,快速准确地获得水质数据分析结果,适用于现场快速水质检测。

6. 光谱技术

光谱技术是利用物质所特有的吸收光谱确定其化学成分或结构的一种分

析技术。光谱法水质检测原理有两类，一类基于朗伯-比尔定律，另一类是基于颗粒物光散射理论。在水质监测领域，通过光谱技术，可以快速准确地分析水质中存在的物质种类及其浓度。随着光谱学的不断发展，已经发现了各种新的光谱技术和相应的光谱分析仪。如基于紫外-可见吸收光谱的饮用水多参数检测仪，它以分光光度法为基础，利用水中不同物质对于光线的选择吸收特性，基于朗伯-比尔定律，建立水中物质浓度与其吸光度的函数关系，可同时测量多种水质参数的浓度，定量分析水质参数，与需要分别测试不同污染物的传统方法相比，可节省大量的时间和费用，实现了水质的连续监测。该检测仪具有经济、自动化、稳定性好、结果准确无二次污染等优点，可同时检测硝酸根、化学需氧量和总磷三种重要水质参数指标，在水质快速检测、多参数分析等领域具有极高的应用价值。

近年来，现场快速检测技术作为快速检测技术的一个分支，在生活饮用水卫生监督中的应用前景广泛，能够在短时间内确认水质指标是否符合标准规定值及水样是否存在安全隐患，对现场饮用水卫生监督检查工作具有重要作用，是顺应现代社会经济发展的必然要求。目前国内外已推出了多种针对水质现场快速检测的仪器和试剂，为水质管理和人类健康保障提供了有力的技术支持。其中，美国哈希（HACH）系列产品在水质检测与分析等技术方面一直处于全球领先水平，如 DR900 便携式多参数检测仪，检测过程简单、准确度高、数据获取速度快，特别适用于在野外环境中进行水质监测，但受经济性等因素的影响其应用受到限制。现有的国产快速检测产品以快速检测试剂盒（如余氯测试盒、臭氧测试盒、硬度测试盒等）和便携式仪器（小型比色计或分光光度计）居多，具有携带方便、价格适中等特点。此外，水质检测技术不仅仅局限于单一的测量手段，而是已经发展为多种技术相结合的方法。一些新兴的技术（如酶联免疫吸附测定、生物传感器、基因芯片、荧光印迹、光电比色法等）也逐渐用于饮用水快速检测，极大地促进了水质检测的发展。但开展现场快速检测仍面临一些问题，如经费投入不足、缺乏专业技术培训、检验方法标准不统一、仪器检测结果可信度有待提高等。未来需要建立长期有效的水质检测资料管理系统，定期发布监测数据和分析结果，实现水质信息公开，开辟水质共享平台。根据环境管理发展的需要，进一步加强饮用水快速检测的技术培训，促进我国水质监测行业健康可持续发展。提高实验室设备水平，研发准确度高、精度高的水质监测分析产品，加强饮用水在线监测能力。完善卫生标准，建立完整可行的饮用水卫生现场快速检测的标准，建立健全质量控制体系，探索高效、便捷的卫生监督现场快速检测方法，推动快检技术在卫生监督方面的快速发展。

第五篇

生活饮用水卫生监督执法文书的撰写

卫生行政执法文书概述

1. 卫生行政执法文书的概念和结构介绍

卫生行政执法文书是卫生行政执法主体应用有关卫生法律、法规、规章和规范性文件，为实施卫生行政监督管理职能的过程中制作的具有法律效力或法律意义的文书。

卫生行政执法文书的结构分为首部、正文、尾部三个部分，对每一部分都有各自的要求。

首部一般应写明卫生行政执法机关名称、执法文书种类名称、文书编号（或文号）、当事人的身份信息等。正文主要包括案件事实、理由和处理结果。尾部一般应由卫生行政执法机关及其工作人员署名、盖章、记录文书制作的时间等。

有的执法文书尽管在形式上没有严格地划分为以上三个部分，但其具体内容仍与上述三部分内容存在内在联系，如《物品清单》文书格式是以表格形式存在的，就很难区分首部、正文、尾部，因为整个文书就是一张简明的、内容固定的表格，但是每一部分所要填写的具体事项，虽有繁简，仍可归类于上述三个部分。

2. 卫生行政执法文书的含义

一是卫生行政执法文书的制作主体是卫生行政主体。这里的卫生行政主体是指卫生行政机关，卫生行政机关内设机构和执行机构都不能以自己的名义对外发布卫生行政执法文书。

二是执法文书的适用范围是在具体的卫生行政执法活动中。这里的卫生行政执法活动范围很广，既包括行政处罚，又包括行政强制、司法移送和日常监督管理等。

三是卫生行政执法文书的制作要遵循国家法律法规规定的要求。制作的主要依据是《中华人民共和国行政处罚法》《中华人民共和国行政强制法》和《卫生行政处罚程序》《卫生行政执法文书规范》等法律法规。

四是卫生行政执法文书必须具有法律效力或法律意义。具有法律效力，一定具有法律意义；反之，只具有法律意义，却并不一定具有法律效力。

3. 卫生行政执法文书的特点

一是制作程序合法。文书制作必须按法律法规规定的文种、时限、步骤、方法等要求来制作。

二是内容体现法律规定。卫生行政执法文书内容所反映和体现的是国家法律法规规定，具体地体现实体法律规范所确定的权利义务关系和程序法律规范所规定的行为人享有权利、履行义务的方式、方法、步骤等。因此，执法文书是形式，是外壳；法律规范才是内容，是内核。

三是形式规范化。卫生行政执法文书是一种高度程式化的书面文件，其形式结构、内容要素都要有严格要求。首先，结构固定。具体见卫生行政执法文书的结构。其次，事项固定。不同种类的执法文书具体事项有不同的规定和要求，并且固定不变，甚至有的事项的每一个要素数量不能任意增减。例如，当事人的身份信息一栏，对自然人，一般要求写明姓名、性别、年龄、民族、住址；对法人或其他组织，则要求写明单位名称、法定代表人或单位负责人、地址等事项。最后，用语固定。如《行政处罚决定书》中交代救济权利，均书写为："如不服本处罚决定的，可在接到本决定书之日起六十日内向上级主管部门或者同级人民政府申请复议；也可在接到本决定书之日起六个月内直接向人民法院提起行政诉讼。当事人逾期不申请复议或起诉，也不履行义务的，本机关将申请人民法院强制执行"。

四是语言表达力求准确。执法文书在语言文字的运用上，必须严格要求，不能模棱两可、似是而非，不能任意夸大或缩小事实真相。要求用词准确、精炼，力求"法言法语"，不能用方言、土语、俚语和网络词语，不用冷僻难懂的词语，不得随意简化汉字，不得有错别字，选词造句要规范，句子结构要完整，不得随意删减，专业术语准确、完整，标点使用正确等。

五是具有法律上的确定力。执法文书一经制作完毕并送达到当事人，非经法定程序不得变更或撤销。执法文书是行政机关具体适用法律的书面表现形式，一旦发生法律效力，就不得以其他文书代替，其执行就具有国家强制力。如果要改变或撤销,只能依照法定程序进行,任何机关、团体或个人都无权擅自予以变更或撤销。目前,可以变更、撤销具体行政处罚行为的,一是通过行政复议,二是通过行政诉讼,三是根据《中华人民共和国行政处罚法》第七十五条第二款规定,主动改正行政行为。

4．卫生行政执法文书的作用

卫生行政执法文书的根本作用在于保证法律、法规的具体实施。执法人员必须按照规定的程序、方式、步骤和格式等要求来制作执法文书,准确无误地适用法律、法规,使法律、法规的规定切实地得以体现。

卫生行政执法文书主要包括以下几层作用:

(1) 执法文书是实施法律的重要手段。

行政机关或法律法规授权的组织通过具体的行政执法活动,依法制作相应的执法文书,把法律规定适用于具体案件。执法文书是具体实施法律不可或缺的工具。例如《强制执行申请书》就是执法机关申请人民法院运用司法强制力,保证具有法律效力的行政执法决定得以体现。

(2) 执法文书是办案过程的记录和凭证。

执法人员在办理各种具体案件中,每一个步骤或环节都要制作相应的执法文书,如实地记录办案的整个过程。可以这样认为,执法文书是执法活动的点点滴滴,不可缺少。例如适用一般程序的卫生行政处罚案件从受理、立案、调查取证、调查终结、合议、下达处罚决定到决定执行,每一个环节都有相应的执法文书。它既是对本阶段执法活动的忠实记录,又是进行下一步执法活动的文字依据和前提条件。

(3) 执法文书是考察执法人员办案水平的重要尺度。

执法文书可以反映执法人员办案质量的优劣,而办案质量又是执法人员理论水平的真实反映。办案质量如何,是执法人员综合素质的直接反映。执法人员的理论水平包括法律知识、专业知识等方面。执法文书的质量问题绝不仅是语言文字的问题,而是反映执法人员执法水平高低的问题。

(4) 执法文书是法制宣传教育的生动教材。

行政执法机关及其工作人员的具体执法活动,在法制宣传教育方面的作用,比任何法学课本或普法读物都具体生动,而其制作的执法文书就是这种法制宣传教育的活教材。2017 年 5 月,中共中央办公厅、国务院办公厅印发了《关于实行国家机关"谁执法谁普法"普法责任制的意见》(以下简称《意见》)。《意见》指出,判决书、裁定书、抗诉书、决定书等法律文书应围绕争议焦点充分说理,深入解读法律。通过行政处罚决定暴露违法事实和对违法行为人的处罚,对其他管理相对人也起到了遵纪守法的教育作用,提高自我保护意识,发挥社会监督作用。

（5）行政执法文书是重要的档案。

卫生行政执法文书是反映社会的一面镜子,是反映卫生执法活动的一面镜子,它真实地反映了当时的国家卫生政策和法律等执行的情况。行政执法文书应作为重要档案保存。同时,行政执法文书所确立的典型案例,对今后同类案件的处理具有一定的参考价值,在一定程度上带有判例法的作用。

卫 生 行 政 执 法 文 书

编号：××××-×

产品样品采样记录

被采样人：××市××纸制品公司　　　　采样地址：××市××路××号　采样方法：随机采样

采样时间：××××年××月××日××时　　采样目的：监督抽查(检验项目：菌落总数)

样品名称	规格	数量	包装状况或储存条件	生产日期及批号	生产或进口代理单位	采样地点
××牌面巾纸	10包/条	10条	塑料袋装，包装完好	20170201	××市××纸制品有限公司	××市××纸制品有限公司或成品仓库

被采样人签名：何××　　　　采样人签名：李××　　陈××　　××卫生健康委员会(盖章)

执法证号：A1234　　A5678

××××年××月××日　　　　　　　　　　　　××××年××月××日

备注：本记录一式三联，第一联留存执法案卷，第二联交被采样人，第三联随样品送检。

中华人民共和国国家卫生健康委员会制定

卫 生 行 政 执 法 文 书

检验结果告知书

文号：×卫传检查报告〔××××〕×号

××市××纸制品有限公司：

　　本机关依法对你单位生产的××牌面巾纸进行采样并委托有关单位进行了检验，检验结果不符合《一次性使用卫生用品卫生标准》，详见检测报告（编号：123456）。

　　依据《健康相关产品国家卫生监督抽检规定》第十九条的规定，如对本检验结果有异议，可在收到检验报告之日起10日内提出书面复核申请，并申明理由。

　　有下列情形之一的，不予复检：

　　一、产品微生物指标超标的；

　　二、留样超过保质期的；

　　三、留样在正常储存过程中可能发生改变影响检验结果的；

　　四、已进行过复检的；

　　五、逾期提出复检申请的；

　　六、样品的生产单位或进口代理商对其真实性提出异议，但不能提供有关证明文件的。

　　特此告知。

联系人：李××　陈××

联系电话：87654321

当事人签收：张××　　　　　　　　　　　××市卫生健康委员会（盖章）

××××年××月××日　　　　　　　　　　××××年××月××日

备注：本告知书一式二联，第一联留存执法案卷，第二联送样品生产、代理或经营单位。

中华人民共和国国家卫生健康委员会制定

卫　生　行　政　执　法　文　书

编号：××××－×

卫生监督意见书

当 事 人：××诊所（地址：××市××区××路××号；负责人：张××；性别：
　　　　男；民族：汉族；职务：主任）

地　　　址：××市××区××路××号

联系电话：87654321

监督意见：

　　你诊所超出核准登记的诊疗科目开展 B 型超声诊断活动，违反了《医疗机构管理条例》第二十七条之规定，医疗机构必须按照核准登记的诊疗科目开展诊疗活动，依规定责令你诊所立即停止 B 型超声诊断活动。

当事人签收：张××　　　　　　　　　　　××市卫生健康委员会（盖章）

××××年××月××日　　　　　　　　××××年××月××日

备注：本意见书一式二联，第一联留存执法案卷，第二联交当事人。

中华人民共和国国家卫生健康委员会制定

卫 生 行 政 执 法 文 书

卫生行政执法事项审批表

当 事 人：××市××大酒店（地址：××市××路×号；法定代表人：张××；
性别：男；民族：汉族；联系电话：87654321；职务：总经理）

案　　由：未取得《卫生许可证》擅自营业案

申请审批事项：（请在以下项目的□内选择打"√"）

□证据先行登记保存　　　□查封扣押措施　　　□查封扣押延期

□行政处罚听证告知　　　☑行政处罚　　　　　□案件移送

□申请法院强制执行　　　□其他事项；

（申请行政处罚审批时，申请审批事项中应当写明主要违法事实、证据、处罚理由及依据。申请证据先行登记保存、查封扣押审批时，申请审批事项中应当写明原因及依据）

一、主要违法事实

××市××大酒店未取得《卫生许可证》擅自从事旅店业经营活动，擅自营业时间为：××××年××月××日至××××年××月××日。

二、证据

1. 《现场笔录》（编号：××××-×）1 份；

2. 现场拍摄的照片 7 张；

3. 张××的《询问笔录》1 份；

4. ××市××大酒店的《营业执照》复印件 1 份，授权委托书原件 1 份；

5. 王××、张××的《身份证》复印件各 1 份。

三、处罚理由及依据

1. 《公共场所卫生管理条例》第八条、第十四条第一款第（四）项；

2. 《公共场所卫生管理条例实施细则》第二十二条第二款、第三十五条第一款第（二）项。

处理意见：

　　对当事人处以 10 000 元罚款。

承办人：<u>李××</u>　<u>王××</u>

××××年××月××日

审核意见：

　　同意，呈领导审批。

审核人：<u>林××</u>

××××年××月××日

审批意见：

　　同意。

卫生行政机关负责人：<u>黄××</u>

××××年××月××日

中华人民共和国国家卫生健康委员会制定

卫 生 行 政 执 法 文 书

卫生行政控制决定书

文号：×卫传控〔××××〕××号

××市××物业管理有限公司

鉴于<u>你单位二次供水"总大肠菌群"不符合《生活饮用水卫生标准》</u>（GB 5749—2006）的要求，供居民饮用后可能引起传染病传播的原因，根据《中华人民共和国传染病防治法》第五十五条的规定，本机关决定对下列物品或场所进行控制：

控制物品或场所名称	控制地点	控制方式
1号、2号水箱	××市××区××路××号××小区内东北侧二次供水水处理泵房	就地封存

本机关将于<u>15</u>日内对被控制的物品或场所依法作出处理决定。此前，你单位不得销毁或使用被控制的物品或场所，并负有安全保障责任。如不服本控制决定，可依法申请行政复议或向人民法院起诉，但不影响本控制决定的执行。

当事人签收：张××　　　　　　　　　　××市卫生健康委员会（盖章）

××××年××月××日　　　　　　　　××××年××月××日

备注：本决定书一式二联，第一联留存执法案卷，第二联交当事人。

中华人民共和国国家卫生健康委员会制定

卫 生 行 政 执 法 文 书

解除卫生行政控制决定书

文号:×卫传解控〔××××〕××号

××市××物业管理有限公司

　　本机关于 2017 年 3 月 1 日作出的×卫传控〔××××〕××号《卫生行政控制决定书》,对你(单位)的有关物品或场所采取了相应的控制措施。经研究,现决定依法解除控制。

　　特此通知。

当事人签收:张××　　　　　　　　　　　　××市卫生健康委员会(盖章)

××××年××月××日　　　　　　　　　　××××年××月××日

备注:本决定书一式二联,第一联留存执法案卷,第二联交当事人。

中华人民共和国国家卫生健康委员会制定

封条

封至××××年××月××日

××市卫生健康委员会（盖章）

××××年××月××日

中华人民共和国国家卫生健康委员会制定

卫 生 行 政 执 法 文 书

编号：××××-××

现场笔录

当 事 人：张××西医诊所（开办人：张××；性别：男；年龄：50 岁；民族：汉族；
　　　　　住址：××市××区××路××小区 11 号楼 105 室；身份证号码：
　　　　　×××××××××××××××××××）

检查机关：××市卫生健康委员会

检查时间：××××年××月××日××时××分至××时××分

检查地点：××市××区××路光明社区卫生服务中心对面

卫生监督员示证检查，执法证件号码：A1234、A5678。

检查记录：

1. 该场所位于××市××区××路光明社区卫生服务中心对面，门口朝北，东侧墙上悬挂有"张××西医诊所"。

2. 场所内有条形桌 1 张，椅子 5 把，床 1 张，床上躺有一名妇女，输液单上显示姓名为陈××，正在接受输液治疗。桌上有登记本 1 本，登记本记录从 2016 年 7 月 12 日至 2017 年 3 月 1 日对王××、陈××等共 30 人的接诊记录；另有血压计 1 台、听诊器 1 副、体温表 3 支、止血钳 2 把；橱柜内放有维生素 B_6 注射液、利巴韦林注射液等药品 42 种。对登记本以及药品器械予以登记保存（详见《证据先行登记保存决定书》×卫医证保决〔××××〕×号）。

3. 该场所西南角有一只红色塑料桶，内有使用后的一次性输液皮条、一次性注射器、带血棉球等医疗废物。

4. 现场有一穿白大褂（褂上胸牌显示"医生张××"）的工作人员，其未能提供该场所《医疗机构执业许可证》原件和复印件，也未能提供本人的《医师资格证书》和《医师执业证书》原件和复印件。

5. 拍摄现场照片 8 张，检查过程全程使用执法记录仪予以记录。

以上笔录属实。

当事人签收：张××　　　　　　　　　　　卫生监督员签名：彭××　　张××

××××年××月××日　　　　　　　　　　　××××年××月××日

中华人民共和国国家卫生健康委员会制定